Láser Ocular

Guía básica sobre la cirugía ocular

María Leal

ÍNDICE

Información General

INFORMACIÓN GENERAL

Qué es el tinnitus

La cirugía ocular con láser como el LASIK, es un procedimiento relativamente común hoy en día. Desde que presentó por primera vez comercialmente en 1991, la tecnología utilizada en la cirugía ocular con láser ha avanzado de manera significativa. A lo largo de esos años han aumentado los servicios de oftalmología, los procedimientos y las tecnologías utilizadas en los diferentes procedimientos de **cirugía láser ocular**.

Alrededor del 50% de las personas necesitan utilizar gafas o lentillas para ver con claridad ya sea por una razón u otra. Si estás leyendo esta página es posible que sea porque necesitas corregir tu visión. Aquí podrás encontrar toda la información relativa al **tratamiento láser ocular**.

Hasta las últimas décadas, no habrías tenido otra opción, sin embargo hoy en día, la medicina ha hecho que la cirugía ocular con láser sea una opción probada y aprobada para problemas de visión como la miopía, hipermetropía y astigmatismo, incluso.

Precio de la Cirugía Láser Ocular

La cirugía láser ocular lleva muy poco tiempo practicándose de manera masiva. A pesar de que apareció en los años 90, ha sido en los últimos años cuando ha sufrido un gran auge debido a los avances en la medicina. Este avance ha permitido la popularización de la cirugía lo que ha su vez a llevado a una bajada de precios. El precio de la cirugía láser ocular es relativamente barato teniendo en cuenta la calidad de vida que ofrece. Muchas clínicas ofrecen la operación desde los 750€ hasta los 1.200€ por ojo aproximadamente.

Otros procedimientos refractivos

En la actualidad hay una serie de opciones no-láser para la corrección de la visión, incluyendo un cambio de lente refractiva, lentes de contacto implantables o anillos corneales para Kerataconus. Haga clic aquí para conocer más.

Si usted tiene entre 18 y 40 años de edad, han tenido una prescripción estable durante al menos dos años y estás en buena salud en general, es probable que la corrección de la visión con láser es adecuado para usted. Sin embargo, usted necesitará un examen a fondo en su elección de la visión del ojo clínicas del Instituto para ver si ese es el caso.

cicatrización de la córnea, que puede no ser adecuado para la corrección de la visión con láser. Hay un número de no-láser tratamientos quirúrgicos disponibles en la actualidad para la corrección refractiva, tales como un cambio de lentes (intercambio lente de refracción). Su oftalmólogo discutirá sus opciones con usted.

Si usted tiene un historial de problemas en los ojos, está en tratamiento con medicamentos como los esteroides o inmunosupresores, o que tienen importantes

Diferencias entre el láser ocular y la cirugía Lasik

La cirugía ocular LASIK es la forma más común de cirugía correctiva del ojo y un tipo de cirugía ocular con láser. Desde 2008, más de 12 millones de pacientes se habían sometido a LASIK (solo en Estados Unidos) desde que fue aprobada en 1995. La tasa global de complicaciones es baja, con números que rondan el 2%.

En definitiva, existen varios tipos de cirugía láser ocular y uno de ellos es LASIK. Muchas personas suelen pensar que EPI-LASIK es lo mismo que cirugía láser ocular pero no es así, la cirugía láser abarca mucho más. Este error es común porque de todas las cirugías láser oculares que se realizan, la mayoría son LASIK.

Cirugía láser ocular

La cirugía ocular con láser es una cirugía que utiliza el láser en los ojos. Se utilizó por primera vez en la década de 1950. La cirugía láser correctiva se ha convertido en un proceso más barato y más común en los últimos años debido a los avances en la tecnología y *know-how* técnico de los médicos para llevarla a cabo.

Cirugía ocular LASIK

La cirugía LASIK es un tipo de cirugía ocular con láser. Es única, debido a cómo los láseres se usan para llevar a cabo la tarea de fijar el ojo. El primer láser corta un colgajo delgado del ojo y da forma a los tejidos del ojo por debajo de éste para corregir la visión del paciente. Por último, el colgajo se vuelve a colocar en el ojo para ayudar al ojo a sanar más rápidamente. LASIK está muy demandado debido a que es casi indoloro. Ha habido pocos casos en los que LASIK haya dañado gravemente al paciente.

Otros tipos de cirugía ocular con láser

Además de LASIK, existen otras formas de cirugía ocular con láser. Entre ellas se incluyen LASEK (un procedimiento donde se extrae una capa delgada de los tejidos del ojo, se reforma y se coloca de nuevo en el ojo), la PRK (en la cual se extrae una fina capa de tejido del ojo por completo y se deja que el ojo cure) y el cambio de lentes de refracción (donde la lente natural de una persona se retira y se sustituye por una lente de reemplazo de silicio).

Soluciones a los problemas de refracción

Si eres mayor de 18 años y has tenido una prescripción estable, hay una serie de opciones disponibles para la corrección de la *refracción ocular*, es decir, el ajuste de los problemas de la visión de cerca o de lejos, como el astigmatismo.

Intercambio de lentes de refracción

Si necesita dos o más pares de gafas, uno para lectura y otro para conducir o ver la televisión, un cambio de lentes de refracción puede ser la solución perfecta para ti. Es exactamente el mismo procedimiento que la cirugía de **catarata**, el cirujano simplemente corrige tu *error de refracción* para las distancias de cerca y de lejos.

Cuando se produce un cambio de lente refractiva (a veces llamado cambio de objetivo claro o **lensectomía**) los pacientes con cataratas descubren que, después de la cirugía, ya no es necesario utilizar gafas para leer, lo que ha sido un gran avance es la mejora continua de la vida de los pacientes. Hoy en día, hay disponibles lentes bifocales y multifocales e incluso hay lentes que pueden corregir el astigmatismo.

Un cambio de lente refractiva no es la mejor solución para todos, sobre todo cuando se debe utilizar una lente multifocal (o una lente bifocal) ya que se tarda algún tiempo en acostumbrarse a ellas

Monovisión

Los cirujanos oftálmicos tienen la capacidad de utilizar la misma tecnología láser que al realizar el LASIK para tratar la presbicia.

El resultado se llama monovisión, y consiste en una cirugía correctiva que establece un ojo para la visión de lejos y el otro para la visión de cerca (lectura). A menudo, sólo se corrige un ojo.

No todo el mundo se adapta a la visión con láser monovisión o mezclado. La mejor manera de saber si es adecuado es concertar una cita con un oftalmólogo. Una vez que se evalúe tu idoneidad, puedes *probar la unidad de monovisión* con el uso de un par de lentes de contacto delgadas durante un par de horas.

Queratocono

El queratocono es una enfermedad degenerativa del ojo que ocurre en aproximadamente 1 de cada 1000 personas, y por lo general afecta a personas jóvenes. Las córneas delgadas causan que la estructura del ojo cambie de forma a una estructura de cono, en lugar de una curva gradual. Esto, a su vez, hace que la visión se distorsione. El tratamiento del queratocono es catalogado muchas veces como un procedimiento de *refracción* debido a que el deterioro de la visión es el síntoma principal.

Hay una serie de tratamientos para el queratocono que van desde gafas a la cirugía de trasplante de córnea. Las personas que sufren de la enfermedad no son adecuados para la cirugía LASIK.

A medida que progresa el queratocono, las opciones de tratamiento incluyen los intercambios entre segmentos de anillos corneales como Keraring, Ferraring e INTAC, un delgado anillo corneal que se coloca quirúrgicamente para aplanar la córnea a una forma más normal. Otro tratamiento, es el llamado colágeno reticulado, que combina gotas oculares especializados y luz ultravioleta para aumentar la rigidez de la córnea.

Incrustación de la córnea

Un desarrollo reciente en el tratamiento de la presbicia, es el KAMRA. Consiste en una incrustación de la córnea que se inserta quirúrgicamente en un ojo. Entonces, el cerebro adapta un ojo para la visión de lejos y el otro ojo para ver de cerca. El KAMRA se puede quitar en una fecha posterior si es necesario por alguna razón, como por ejemplo la cirugía de cataratas.

Precio de la cirugía láser ocular

Hablar del precio de la cirugía láser ocular es prácticamente lo mismo que hablar del precio de LASIK. LASIK es una cirugía ocular electiva, esto quiere decir que se la realizan solo aquellas personas que lo deciden y es por eso que no lo cubren los seguros. Otras cirugías oculares más problemáticas sí son cubiertas por los seguros.

LASIK es una cirugía realizada en los ojo para mejorar la visión pero la decisión de realizarla depende íntegramente de paciente. Éste puede elegir no realizarla y seguir llevando gafas o lentillas. El procedimiento quirúrgico cambia permanentemente la forma de la córnea.

Aumento de la popularidad

Los procedimientos LASIK se comenzaron a realizar de manera global en 2008. Desde ese año, el número de personas que se han sometido a la cirugía láser ocular ha ido en aumento, salvando periodos de crisis.

Coste del LASIK

En el primer trimestre de 2010, el coste medio de los procedimientos basados en láser fue de 1.500€ por ojo. Hoy en día rondan los 1.000€ por ojo e incluso pueden conseguirse ofertas especiales por 750€. Desde que se comenzó a utilizar este tipo de cirugía, el precio ha ido bajando en gran medida debido al aumento de la popularidad.

LASIK a la medida

El coste total de LASIK en gran medida depende de los honorarios personales del cirujano y la nueva tecnología disponible. Muchas clínicas realizan ofertas especiales como reclamo para nuevos clientes. La operación en los dos ojos puede costar entre 1.500 y 3.000€.

Tipos de láser ocular

Desde 1991, la cirugía ocular con láser ha evolucionado continuamente gracias a la introducción de tecnologías nuevas y mejoradas. El resultado es que la corrección de la visión con láser está ahora disponible para más personas que nunca. Mientras que el LASIK es el procedimiento más común para las personas de entre 18 y 40 años de edad.

Aquellas personas que no han podido encontrar el tratamiento adecuado para el tratamiento tales como aquellos con córneas delgadas, ahora pueden tener la corrección de la visión con láser.

LASIK

LASIK (queratomileusis láser in situ) es el procedimiento más común que se utiliza para la **corrección de la visión con láser**. Funciona con la realización de dos pasos. El primero consiste en la utilización del láser femtosegundo para separar la córnea y se utiliza el láser excimer para perfilar el lecho corneal a las necesidades específicas de prescripción.

Ambos ojos pueden ser operados en el mismo día. No se requieren puntos de sutura (el ojo tiene una capacidad natural para sostener el colgajo de la córnea en su lugar. Puedes reanudar la mayoría de sus actividades normales al día siguiente (aunque será necesario que vayas visitar a tu médico para una consulta de seguimiento). Dependiendo del paciente se puede notar una mejoría inmediata poco después de la operación o al día siguiente. Naturalmente, tarda unos días a unas pocas semanas el que la visión alcance su capacidad óptima.

Intralase ® FS es la última tecnología de femtosegundo utilizada para llevar a cabo el paso inicial en la cirugía LASIK. El láser Intralaser es extremadamente rápido, utilizando pulsos precisos de energía con gran precisión.

Superficial con láser avanzada (ASLA)

Si tienes las córneas delgadas, irregulares o inestables, no es adecuado para la cirugía LASIK. Sin embargo, lo más probable es que sí seas adecuado para la ASLA. La diferencia entre la ASLA y los procedimientos de LASIK es el tiempo de recuperación, que suele ser más largo para la ASLA que con el LASIK. Se puede necesitar un mínimo de 4 días para que alcances la visión útil, y es posible que sientas los ojos ásperos y doloridos durante unos días.

A este proceso también se lo conocer como Queratectomía fotorefractiva (PRK). La PRK es el primer tipo de cirugía ocular con láser que se desarrolló. Se inició en 1987, pero se hizo menos frecuente que LASIK, que se hizo más prominente a mediados de 1990. ASLA ha sustituido a la mayoría de los procedimientos de PRK.

Monovisión o Laser Blended Vision

Monovisión es el uso de un ojo para la visión de lejos, y el otro para cerca (lectura) de la visión. Utilizando la misma tecnología láser que al realizar el LASIK, el oftalmólogo corrige el ojo dominante para la distancia, y el otro para trabajar de cerca.

El procedimiento se realiza con frecuencia en pacientes mayores de cuarenta años y he notado que su visión de la lectura está siendo afectada debido a los cambios naturales en el ojo que reduce la capacidad de concentrarse en el trabajo de cerca. Esta condición se conoce como presbicia.

La cirugía a menudo implica sólo la corrección de un ojo. No todo el mundo se adapta a la monovisión o visión con láser combinado. La mejor manera de saber si es adecuado es concertar una cita con un oftalmólogo. Una vez que se evalúe su idoneidad, se puede probar la unidad de monovisión con el uso de un par de lentes de contacto delgadas durante un par de horas y evaluar el resultado.

Láser de cataratas / lente de la cirugía con láser

Las **cataratas** puedes tratarse con cirugía láser. Si quieres saber cómo funciona el proceso y si puede ser una solución para su caso concreto, vea nuestra sección de **cirugía láser de cataratas**

Preguntas Frecuentes

¿Soy candidato para la cirugía ocular con láser?

¿Puedo hacerme la cirugía láser? Esa es una de las preguntas que nos hacemos con más frecuencia. La verdad es que hay un procedimiento de corrección de la visión que es útil para la mayoría de la gente (aunque una pequeña minoría de la gente no son adecuadas para este procedimiento). Para salir de dudas, debe someterse a un examen de la vista en cualquier clínica ocular.

Sin embargo, estos son algunos de los requisitos que se necesitan para someterse a la cirugía:

- Tener más de 18 años de edad y tener una prescripción estable durante al menos 2 años.

- Tener algunos de los errores de refracción más comunes: miopía, hipermetropía, astigmatismo o presbicia.

- No tener un historial de problemas oculares, incluidos los ojos secos, lesiones, cicatrices significativas o córnea delgada.

- Estar en buen estado de salud y no sufrir de una enfermedad que puede afectar a la cirugía o a tu capacidad para sanar adecuadamente y con rapidez.

- No haberse sometido a tratamientos con medicamentos que incluyen los esteroides o inmunosupresores, que pueden afectar el proceso de curación.

- No tener una significativa cicatrización de la córnea.

¿Podría ser adecuado en el futuro?

Si tu visión todavía fluctúa (sobre todo si estás en la adolescencia o a comienzos de los 20), si usted estás embarazada o amamantando, o si has sido diagnosticado con herpes ocular en los últimos 12 meses, es posible que aún seas adecuado en el futuro.

Si su *error de refracción* está fuera del rango para el que el tratamiento actualmente está disponible, pero aún así estás interesado en la corrección de la visión, puede haber otras tecnologías que puedan ayudarte a solucionar o mejorar tu problema. En estos casos, es mejor consultar a tu médico oftalmólogo.

Sin embargo, si usted tiene una enfermedad, como **cataratas**, glaucoma avanzado, una enfermedad de la córnea o un trastorno del adelgazamiento de la córnea (como el queratocono), no estás adaptado para la corrección de la visión con láser (puede haber otros procedimientos que sean efectivos para ti).

¿Cuánto cuesta la cirugía láser ocular?

El coste de la cirugía láser en los ojos dependerá del procedimiento que se utilice. En general, y hablando de manera aproximada, la cirugía puede costar entre 750€ y 1.000€ por cada ojo.

¿Puedo hacerme cirugía ocular con láser con mi seguro de salud?

Por lo general las aseguradoras no cubren la cirugía láser ocular, no obstante, puedes resolver la duda de tu caso específico consultando los términos de tu seguro o llamando a tu compañía.

¿Cuales son los pasos para someterme a la cirugía LASIK?

Tendrás que pedir una cita de evaluación con tu oftalmólogo para determinar si eres un candidato adecuado para la cirugía LASIK. Debes llevar unos 7 días sin utilizar lentillas antes de someterte a la evaluación. Esto es porque las lentes de contacto cambiar la forma natural del ojo y puede dar resultados inexactos durante la prueba.

¿Cuánto dura el procedimiento de cirugía ocular con láser?

Aproximadamente 10-15 minutos por ojo. Lo normal es que estés en la clínica durante aproximadamente 2 horas aunque la intervención dura mucho menos. Es prácticamente imprescindible que te tomes un día de descanso después de la cirugía, mejor aún si duermes o cierras los ojos durante unas horas para ayudar al proceso de curación.

¿Qué sucede si mi ojo se mueve durante la cirugía?

Se coloca sobre el blanco del ojo un aparato de fijación, con el fin de mantener el ojo en su lugar, por tanto minimiza su capacidad de moverse durante esta parte delicada del procedimiento.

El láser está equipado con el reconocimiento del iris, el láser rastrea el ojo y lo sigue de modo que mide los movimientos del ojo durante la cirugía y es capaz de seguir y activamente ajustar el haz de láser a los pequeños movimientos se detectan. Esto proporciona una excelente seguridad y control cirujano.

¿Cuánto tiempo pasará antes de que pueda ver con claridad después de la cirugía láser LASIK?

Serás capaz de ver inmediatamente después de la cirugía pero en ocasiones es mejor cubrir y proteger los ojos durante 24 horas después del procedimiento. Después de de 4-6 horas después de la cirugía, su visión debe ser ya muy clara.

¿Cuánto tiempo antes de que pueda volver a trabajar?

El tiempo de regreso al trabajo depende de a qué te dediques. La recuperación es rápida, pero la lectura de la pantalla del ordenador (o la lectura en general) puede ser difícil durante las dos primeras semanas, mientras que el tejido está cicatrizando. Si trabajas en un ambiente polvoriento o acuático, es recomendable que te tomes un breve período de tiempo antes de comenzar.

¿Sirve LASIK para todos los tipos de trastornos de los ojos?

LASIK es el tipo más común de cirugía refractiva con láser hoy en día y se utiliza para corregir la hipermetropía, la miopía o el astigmatismo. Las condiciones tales como la degeneración macular, retinopatía diabética y el glaucoma no se pueden tratar con este tipo de láser. Estas condiciones pueden ser tratadas con otros tipos de láser, pero esto depende de la gravedad del trastorno, y que sería aconsejable que siguieras los consejos de tu oftalmólogo.

¿Puedo hacer deporte después de la cirugía?

Te aconsejamos que se evites la natación y los deportes de contacto durante un mes después de la cirugía. Ir el gimnasio, correr y/o bicicleta está muy bien.

No es conveniente realizar boxeo o cualquier otro deporte que pueda implicar una lesión en los ojos después de someterse a la cirugía ocular con LASIK.

¿Cuáles son los riesgos de la cirugía láser?

La **cirugía láser ocular** se realizó por primera vez en seres humanos en 1987. Desde entonces, más de 16 millones de personas en todo el mundo han podido someterse a una cirugía ocular con láser. La investigación médica ha demostrado que la corrección de la visión con láser es un procedimiento seguro y eficaz. Sin embargo, como con cualquier cirugía, hay riesgos potenciales de complicaciones. La mayoría de estos se resuelven o se pueden tratar.

Algunas complicaciones pueden retrasar la recuperación completa durante varias semanas o meses, pero es muy poco probable que estos problemas se conviertan en una pérdida grave o permanente de la visión. Las complicaciones graves son poco frecuentes, con el riesgo de ceguera o la pérdida significativa de visión muy reducido.

Menos del 1% de los pacientes experimentan problemas graves que tengan el potencial de causar daños apreciables a la vista.

¿Cuales son los efectos secundarios de la cirugía láser?

La mayor parte de las posibles complicaciones pueden ser tratadas. Afortunadamente, la mayoría de los efectos secundarios y las complicaciones se resuelven en los 3 meses posteriores a la cirugía y no dan lugar a problemas de visión a largo plazo. Sin embargo, aquí hay algunos posibles efectos secundarios y el tratamiento asociado con ellos:

- Alrededor del 2% de los pacientes sienten la necesidad de utilizar gafas de vez en cuando. Las gafas o lentes de contacto pueden seguir siendo necesarias, aunque es posible volver a someterse a cirugía ocular con láser de nuevo.

- Reducción de la *agudeza visual*. Su mejor visión puede no ser tan buena como lo era cuando utilizaba gafas antes de la cirugía.

- Complicaciones corneales. Se produce en aproximadamente 1% de los procedimientos LASIK. Esto podría prolongar la recuperación y, posiblemente, reducir la agudeza visual. En algunos casos, puede será posible someterse a un segundo procedimiento después de la cirugía.

- El deslumbramiento y la sensibilidad a la luz.

- Destellos o halos nocturnos. Estos disminuirán con el tiempo, aunque en ciertos casos es posible que no desaparezcan por completo.

- El malestar, la sequedad y la fluctuación en la visión. Es común tener ojos llorosos y párpados hinchados después de la operación

- El dolor después del procedimiento inicial.

Problemas de visión

PROBLEMAS DE VISIÓN

Existen un gran número de problemas que afectan a la visión. No obstante, solo unos pocos pueden corregirse a través de la cirugía láser. A continuación te haremos un breve resumen sobre los problemas básicos de visión que puedes solucionarse con cirugía láser.

Hasta hace solo unos años, si hubieses padecido algunos de estos defectos, habrías tenido que solucionarlos con la utilización de gafas, lentes de contacto o simplemente, no habrías podido arreglar el problema. Hoy día la cirugía láser ayuda a miles de personas cada año, aportándoles una calidad de vida inigualable.

Miopía

Es una condición del ojo, donde la luz captada por el mismo, no se centra en la retina, sino delante de ella. Esto hace que la imagen que uno ve cuando se mira a un objeto distante se encuentre desenfocada, sin embargo, cuando se enfoca un objeto cercano, se ve con normalidad.

Hipermetropía

Es el defecto de la visión más común en el mundo. Está causado por una imperfección en el ojo (a menudo cuando el globo ocular es demasiado corto), que causa dificultad para enfocar objetos cercanos. En casos extremos causa que el afectado sea incapaz de enfocar los objetos a cualquier distancia.

Astigmatismo

Un sistema óptico con astigmatismo es aquel en el que los rayos que se propagan en dos planos perpendiculares tienen focos diferentes. El astigmatismo es un defecto en la lente del ojo causado por una desviación de la curvatura esférica, lo que resulta que las imágenes se vean distorsionadas. La manera en la que se reciben los rayos de luz impide el enfoque correcto de los objetos.

Presbicia

La presbicia es un defecto de la visión que suele aparecer en personas a partir de 40 años. Aparece porque a esa edad el cristalino comienza a perder la elasticidad y es por ello que resulta difícil realizar tareas que necesiten de la visión de cerca. Como es un problema que afecta a la visión en distancias cortas, suele confundirse con la miopía.

Glaucoma

El glaucoma es una enfermedad compleja en la que por un daño en el nervio óptico, se produce la pérdida progresiva e irreversible de la visión. El glaucoma es la segunda causa de ceguera en el mundo. En muchas ocasiones, este daño en el nervio óptico suele ser causado por un aumento de la presión en el mismo.

Cataratas

Una catarata es una nubosidad que se desarrolla en el cristalino del ojo o en su envoltura, que puede ser leve o grave (cuando la opacidad es absoluta e impide el paso de la luz). Las cataratas suelen progresar lentamente hasta causar pérdida de la visión, y pueden producir ceguera si no se trata con antelación. La enfermedad generalmente afecta a ambos ojos, pero casi siempre un ojo se ve afectado antes que el otro.

Astigmatismo

El astigmatismo es un error refractivo que hace que la visión sea borrosa en cierto grado a cualquier distancia. Muchas personas que padecen miopía (comúnmente denominados miopes) o hipermetropía (conocidos como hipermétropes) también tiene astigmatismo, mientras que otros sólo tienen astigmatismo.

El astigmatismo es causado por una córnea con una forma irregular. En lugar de ser redonda perfecta, como una pelota de baloncesto, una córnea astigmática tiene forma elíptica, más parecido a una pelota de rugby.

La luz que pasa a través de una córnea astigmática no puede centrarse en un solo punto en la retina, sino que se centra en varios puntos, lo que hace imposible para el ojo enfocar una imagen clara.

La mayoría de las personas con astigmatismo usan gafas o lentes de contacto para lograr una vista mejor. Si bien las gafas y lentes de contacto son eficaces para la mayoría de la gente, no siempre son ideales para todo el mundo. Entre los inconvenientes de llevar gafas o lentillas encontramos la posibilidad de que se pierdan o rompan, la incomodidad de llevarlas y en el caso de las gafas, el cambio de aspecto físico.

Tipos de astigmatismo

Existen varios tipos de astigmatismo:

- **Astigmatismo miópico**: Sucede cuando uno o los dos meridianos principales del ojo es miope (en el caso de que sean ambos, deben ser en diferentes grados).

- **El astigmatismo hipermétrope**: En este caso, uno o ambos meridianos principales son hipermétropes (en el caso de que sean ambos, deben ser en diferentes grados).

- **El astigmatismo mixto**: Un meridiano es miope, y el otro es hipermétrope.

El astigmatismo también se clasifica como regular o irregular. En el **astigmatismo regular**, los meridianos principales están separados 90 grados (perpendiculares entre sí). En el **astigmatismo irregular**, los meridianos principales no son perpendiculares. La mayoría del astigmatismo corneal es astigmatismo regular (da al ojo una forma de balón de fútbol).

El astigmatismo regular suele diferenciarse también en 3 tipos.

- **Astigmatismo directo (o según la regla)**: el meridiano vertical es más pronunciado (parece una pelota de rugby)

- **Astigmatismo inverso (o contra la regla)**: el meridiano horizontal es más pronunciado (parece una pelota de rugby pero vertical)

- **Astigmatismo oblicuo**: el ángulo de la curva está entre los 120 y 150 grados y entre 30 y 60 grados.

El astigmatismo irregular puede aparecer por culpa de una lesión en el ojo que ha causado cicatrices en la córnea. También a partir de ciertos tipos de cirugía ocular o por queratocono, una enfermedad que provoca un adelgazamiento gradual de la córnea.

Síntomas del astigmatismo

Es muy probable que seamos capaces de detectar un problema de visión, pero es más difícil saber de cual se trata exactamente. Entre los síntomas del astigmatismo encontramos:

- **Visión borrosa**: en ocasiones se siente como visión distorsionada. Por lo general se nota en todas las distancias, ya sean cortas o largas.

- **Fatiga Ocular**: es muy común sentir los ojos cansados después de la lectura o de una tarea ocular prolongada.

- **Dolores de cabeza**: están asociados a la fatiga ocular. Cuando el ojo se siente cansado suele afectar directamente a la visión y a cabeza.

- **Entrecerrado de los ojos**: más que un síntoma, es la reacción típica de los astigmáticos. Suelen entrecerrar los ojos para intentar enfocar y ver con mayor claridad.

La cirugía de **cataratas** puede ser la mejor opción para las personas mayores de 60 años que han comenzado a desarrollar cataratas y tienen astigmatismo. El avance en la cirugía de cataratas puede corregir al mismo tiempo muchos errores de refracción, como el astigmatismo y la presbicia. Algunas opciones quirúrgicas proporcionan una mejor visión en todas las distancias sin necesidad de gafas o lentes de contacto.

Si tienes dudas, consulta con tu médico para saber qué tipo de tratamiento es el que más conviene en tu caso particular.

Cataratas
¿Qué son las cataratas?

Contrariamente a la creencia popular, una catarata no es una *película* que se crea sobre el ojo. En realidad es la opacidad de la lente natural del ojo. De ahí que uno de los nombres alternativos que recibe las cataratas es **opacidad del cristalino**.

Si tienes dudas sobre si podrías estar desarrollando cataratas, tu oftalmólogo podrá confirmártelo pero es posible que a través de este artículo resuelvas algunas de tus dudas.

Tipos de cataratas oculares

Existen tres tipos principales de cataratas: esclerótica nuclear, cortical y subcapsular posterior. Cuando una persona envejece puede desarrollar uno de estos tipos de cataratas o una combinación de cualquiera de ellos al mismo tiempo.

- Catarata Esclerótica Nuclear

- Catarata Cortical

- Catarata Subcapilar posterior

La **Catarata Esclerótica Nuclear** es el tipo más común de catarata senil. Está causada principalmente por el endurecimiento y la coloración amarillenta de la lente a través del tiempo. La palabra *nuclear* hace referencia a la opacidad gradual de la porción central de la lente, llamado el núcleo. El término *esclerótico* se refiere al endurecimiento, o esclerosis, del núcleo del cristalino.

Cuando este tipo de catarata progresa, cambia la capacidad del ojo para enfocar y la visión de cerca puede mejorar temporalmente. Este síntoma se conoce como *segunda vista*, pero la mejoría de la visión que produce no es permanente.

Una catarata esclerótica nuclear progresa lentamente y puede necesitar muchos años de desarrollo gradual antes de que comience a afectar a la visión.

La **Catarata Cortical** se refiere a la opacidad blanca, o áreas nubosas que se desarrollan en la corteza del cristalino, que es el periférico (borde de la lente). Los cambios en el contenido de agua de las fibras de la lente crean hendiduras que se parecen a los radios de una rueda que apunta desde el borde exterior de la lente hacia el centro.

Estas fisuras pueden hacer que la luz que entra en el ojo se dispersen creando problemas de visión borrosa, deslumbramiento, en el contraste y la percepción de profundidad. Las personas con diabetes están en riesgo de desarrollar cataratas corticales.

La **Catarata Subcapilar posterior** comienza como una pequeña área opaca o nubosa sobre la superficie posterior de la lente. Se llama *subcapsular* porque se forma por debajo de la cápsula del cristalino, que es una pequeña membrana que encierra la lente y lo mantiene en su lugar.

Las cataratas subcapsulares pueden interferir con la lectura y crear **efectos halo** alrededor de las luces y los brillos. Las personas que usan esteroides, tienen diabetes, miopía extrema, y/o retinitis pigmentosa pueden desarrollar este tipo de cataratas. La Catarata subcapsular se puede desarrollar rápidamente y los síntomas pueden llegar a ser visible en unos meses.

Síntomas de las cataratas

- Sensación de penumbra o de ver borroso.

- Se ven los colores tenues o apagados.

- Mala visión con poca luz.

- Deslumbramiento nocturno, halos o destellos

- El deslumbramiento durante el día

Si siente alguna molestia o dolor con estos síntomas, consulte a su oculista de inmediato, puede ser un signo de una afección más grave.

Las técnicas avanzadas hacen que sea más seguro y más eficaz que nunca el tratamiento de las cataratas. La cirugía de catarata moderna, puede corregir cataratas y al mismo tiempo muchos otros errores de refracción, como miopía, hipermetropía, astigmatismo y presbicia. Algunas opciones quirúrgicas podrán disponer de mejora de la visión a cualquier distancia sin necesidad de gafas o lentes de contacto.

Durante la cirugía de cataratas, el cristalino opaco se reemplaza con un lente artificial avanzada llamada **lente intraocular** o LIO.

El 95% de los pacientes que optan por colocarse una lente intraocular o LIO, con el fin de recuperar la visión de lejos consiguen que su visión sea tan buena como antes de sufrir las cataratas. Y quienes optan por las **lentes intraoculares** especializadas incluso pueden experimentar mejoría de la visión más allá de lo que tenían antes de desarrollar cataratas.

Las cataratas pueden reducir la calidad de vida incluso en las primeras etapas, y pueden causar ceguera si no se tratan. Por lo tanto, hable con su médico sobre qué **tratamiento de cataratas** es el adecuado para usted.

¿Por qué se desarrollan las cataratas?

A diferencia de otros órganos del cuerpo, como por ejemplo la piel, el cristalino del ojo no puede eliminar las células viejas. Con el tiempo, las células se acumulan y provocan el engrosamiento de la lente. Otros cambios en las células de las proteínas del cristalino hacen que las células se agrupen formando las cataratas y nublando la lente.

Con el tiempo, la catarata crece hasta el punto que distorsiona cómo la luz pasa por la lente, causando síntomas como visión borrosa, débil y sin brillo.

En sus primeras etapas, las cataratas pueden causar un deterioro gradual de la visión que es casi imperceptible. Por lo tanto, es importante tener una revisión anual ocular para detectar estos cambios.

Otras causas de las cataratas

La mayoría de la gente, por lo general, desarrollan cataratas a lo largo del tiempo, pero aproximadamente el 1% de las personas con cataratas nace con ellas. Es muy común asociar la enfermedad a los adultos pero también pueden padecerla los **niños**. También es posible adquirir las cataratas a edad temprana o a través de un traumatismo, una enfermedad o el uso de ciertos medicamentos.

Los siguientes factores pueden causar o contribuir al desarrollo temprano de cataratas:

- Las enfermedades sistémicas, incluyendo la diabetes y el hipotiroidismo

- Ciertas afecciones oculares como el glaucoma de ángulo cerrado, inflamación crónica y extrema miopía

- Irradiación para tratar un tumor del ojo (la causa más común de cataratas en personas menores de 40)

- La cirugía para tratar el glaucoma, la cirugía vítreo-retiniana, o desprendimiento de retina

- La exposición a luz ultravioleta, como la de las luces fluorescentes y monitores de ordenador

- La exposición a toxinas, tales como el uso crónico de corticoides, el humo del cigarrillo o el alcohol

- Otro trauma en el ojo, tal como una lesión penetrante directa, una contusión o una descarga eléctrica

Glaucoma

El glaucoma es un grupo de enfermedades que pueden dañar el nervio óptico del ojo y provocar la pérdida de visión. Si no se trata, puede conducir a la ceguera. De hecho, es una de las principales causas de ceguera en sitios como por ejemplo, Australia, donde afecta aproximadamente al 3% de la población.

Es más frecuente que aparezca con la edad avanzada y en las mujeres. Casi la mitad de las personas con glaucoma no saben que tienen la enfermedad, por lo que la detección es de primordial importancia.

Aunque no hay cura para el glaucoma, la buena noticia es que, si se diagnostica a tiempo, por lo general puede ser controlado y el tratamiento continuo puede prevenir la ceguera.

Causas del Glaucoma

El glaucoma suele producirse cuando se produce un bloqueo de los canales de flujo de fluidos naturales. Esto provoca la acumulación de líquido en el ojo, aumentando la presión sobre el nervio que envía las imágenes desde el ojo hasta el cerebro para su procesamiento. Eventualmente, la presión daña el nervio óptico la visión se reduce gradualmente.

Sin embargo, el glaucoma no es simplemente un caso de aumento presión en el ojo que se pueda diagnosticar mediante la medición de la presión. El 90% de las personas con presión elevada no tiene glaucoma, y la tercera parte de aquellos con glaucoma tienen una presión normal del ojo. En algunas personas, el daño al nervio óptico puede ser causado por otros factores, en muchas ocasiones, desconocidos.

Síntomas del Glaucoma

Cualquiera sea la causa, el riesgo es que debido a que con frecuencia no hay síntomas evidentes, el daño a los nervios puede pasar desapercibido hasta que una proporción significativa de la visión se ha perdido. Al glaucoma se le ha llegado a llamar *El ladrón de la vista*, ya que puede desarrollarse sin mostrar síntomas en la víctima, eliminando la visibilidad poco a poco y haciendo que, cuando te des cuenta, ya sea demasiado tarde.

Por lo tanto, la detección temprana, el diagnóstico y el tratamiento por parte de su oftalmólogo es de vital importancia para preservar la visión. El daño no se puede revertir, por lo que los chequeos regulares son altamente recomendables.

Quien está en riesgo de Glaucoma

Se estima que casi el 50% de las personas que sufren glaucoma aún no saben que padecen la enfermedad. Por lo tanto, es particularmente importante considerar si podrías estar en esta categoría de riesgo. Las personas en riesgo son aquellas que:

- Tienen una historia familiar de glaucoma.

- Tienen diabetes o presión arterial alta.

- Sufren de migrañas o la enfermedad de Raynaud.

- Son cortos de vista.

- Han sufrido una lesión ocular previa.

- Han usado o usan esteroides (por ejemplo, para el asma, el eccema, enfermedad de las articulaciones, enfermedades de los ojos y otros)

Si usted está en un grupo de riesgo, debe revisarse los ojos para asegurarse de que no padece glaucoma antes de los 35 años. Para todos los demás, es muy recomendable para revisarse los ojos antes de los 40 años y, a continuación, cada dos años.

Tipos de Glaucoma

Aunque hay varios tipos de glaucoma, hay dos tipos principales: glaucoma de ángulo abierto y glaucoma de ángulo cerrado.

Glaucoma de ángulo abierto: El tipo más común de glaucoma. Por lo general avanza lentamente y con frecuencia puede pasar desapercibido durante muchos meses o años, causando un deterioro gradual de la visión.

Glaucoma de ángulo cerrado: Existen dos tipos de glaucoma de ángulo cerrado, el que se inicia de manera repentina y el que se inicia de manera gradual.

El glaucoma de ángulo cerrado es un tipo de glaucoma poco frecuente, que no produce síntomas notorios. El borde exterior del iris (parte coloreada del ojo) bloquea el ángulo de drenaje en la parte frontal del ojo, causando un aumento repentino de la presión intraocular. Este tipo de glaucoma es más común en pacientes de edad avanzada, los que padecen hipermetropía, y los de origen asiático.

Los síntomas de ángulo cerrado agudo de glaucoma son:

- Dolor en el ojo.

- Dolor de cabeza intenso.

- Nauseas y vómitos.

- Visión borrosa.

- Halos alrededor de las luces y el arco iris.

Este tipo de glaucoma es grave y puede conducir rápidamente a la ceguera. Es muy importante que consulte a su oftalmólogo de inmediato si tienes cualquiera de estos síntomas.

Diagnóstico del Glaucoma

El glaucoma sólo se puede detectar con un examen completo de los ojos. Se tendrá en cuenta tu historia clínica para identificar factores de riesgo. El diagnóstico se realiza a través de los siguientes pasos:

- Gracias a un instrumento especial llamado un **tonómetro** se podrá medir la presión intraocular (PIO). Se coloca suavemente sobre el ojo una pequeña punta de plástico sensible a la presión después de haber colocado una gota de anestésico.

- Con una lente de contacto especial se examinará el ángulo de drenaje para ver si éste se encuentra bloqueado.

- Se dilatarán las pupilas con unas gotas especiales y el oftalmólogo examinará si el nervio óptico está dañado.

- Se realiza una **paquimetría** (establece el grosor corneal).

- Se hace una prueba del campo visual. Se te pedirá que mires en una pantalla de ordenador y aprietes un botón cuando veas un destello de luz o una fila de líneas negras.

- Se realiza una fotografía en 3D del disco óptico. Se hace con una cámara de retina digital. Es una prueba indolora sólo tarda unos pocos minutos.

Tratamiento del Glaucoma

El glaucoma puede tratarse de tres formas diferentes. Con gotas, con láser o con una cirugía. Te aconsejamos leer la sección de **Cirugía láser de Glaucoma** para conocer estos tres métodos.

Hipermetropía

La hipermetropía es un tipo muy común de error de refracción. Alrededor del 20% de las personas padecen hipermetropía. Tener hipermetropía significa ser capaz de ver claramente los objetos distantes, pero tener dificultar para ver los objetos cercanos, que se ven borrosos. La hipermetropía no sólo afecta a adultos sino también a un

Causas de la hipermetropía

Las **causas de la hipermetropía** son básicamente dos. O bien el cristalino o la córnea son demasiado planos o, más comúnmente, el ojo es demasiado corto para que la luz llegue al punto focal detrás de la retina. La lente es lo suficientemente flexible como para corregir este problema para la visión de lejos, pero no para la visión de cerca, lo que hace que los objetos distantes se vean con mayor claridad que los objetos cercanos.

La mayoría de las personas que sufren de hipermetropía utilizan gafas o lentes de contacto para leer o ver otros objetos cercanos con claridad. Si bien las gafas y lentillas son eficaces, no siempre son ideales debido a que pueden causar problemas a la hora de hacer ejercicio u otro tipo de actividad física. Además, tanto gafas como lentillas pueden romperse o perderse.

A veces, cuando la gente se hace mayor, parece que padezcan este problema porque comienzan a necesitar gafas para leer o lentes de aumento para ver los detalles finos de cerca. En lugar de la hipermetropía en realidad esto es la presbicia.

Síntomas de la hipermetropía

Los síntomas clínicos que pueden ocurrir con la hipermetropía incluyen: el desarrollo del músculo ciliar y el estrechamiento de la pupila. El ojo es demasiado corto con respecto de la longitud de emetrope.

A veces también encontramos defectos de convergencia (los ojos se dirigen más hacia sí mismos) cuando se mira en la distancia (exoforia). La cámara frontal es menos profunda y hay una cierta predisposición al desarrollo del glaucoma de ángulo cerrado. La papila del nervio ocular puede ser borrosa, la mácula se encuentra más lejos del nervio ocular y los vasos sanguíneos están más enrollados.

Cuando se sobrecarga durante un largo periodo de tiempo el músculo ciliar, pueden ocurrir espasmos del músculo ciliar. En ciertos casos, puede ocurrir que cuando se trabaja ya para cerrar y mirar a lo lejos, no se pueden enfocar los objetos en absoluto. Este fenómeno no es muy frecuente, pero los microespasmos se están dando cada vez más en las personas que trabajan con los ordenadores durante mucho tiempo.

Si crees que sufres de algunos de los síntomas mencionados, consulte a su oftalmólogo.

Tipos de hipermetropía

Existen tres tipos de hipermetropía: hipermetropía congénita, hipermetropía simple y hipermetropía adquirida.

La **hipermetropía congénita** es la que se produce debido a que un ojo es anormalmente pequeño. Por lo general, da una visión muy mala. Es muy rara, no suele darse con frecuencia.

La **hipermetropía simple** es muy común. Es por lo general una continuación de la hipermetropía de la infancia que no ha retrocedido con el tiempo. La mayoría de los niños, por lo general, cuando nacen, tienen una hipermetropía de más de 4 dioptrías. Esto es debido a una variedad de factores, aunque las razones principales son un ojo y una lente más corta. A medida que el niño crece, la longitud del globo ocular aumenta a la normalidad y la hipermetropía suele desaparecer a la edad de 5 años. Por lo tanto, la hipermetropía simple, por lo general, solo es un caso de un ojo que no ha crecido lo suficiente. La importancia de este tipo de error de refracción es que a menudo conduce o se combina con el estrabismo, y por lo tanto, la detección temprana es importante.

La **hipermetropía adquirida** es la causa más común de esta enfermedad. Consiste en la extirpación del cristalino después de la operación de cataratas. Dado que la lente se ha eliminado tiene que ser sustituida por otra lente. La hipermetropía adquirida también puede ocurrir después de una lesión o incluso por sí misma en ciertos trastornos, cuando se disloca la lente y se desliza hacia atrás. La condición en la que el cristalino ya no está en su lugar se denomina **afaquia**. La gestión de la afaquia es compleja.

Hipermetropía en niños

La **hipermetropía infantil** es una de los errores de refracción oculares más difíciles de detectar debido a que suelen presentarse de manera moderada, de modo que casi no nublan la visión del niño. Los síntomas de los niños aumentan con la edad y también el grado de hipermetropía, pero a menudo no saben que la molestia que sienten no es normal y se vuelven insensibles a ella.

Si la lectura es incómoda o se hace cansada después de largos períodos de tiempo, el niño generalmente desarrolla patrones de evitación, que pueden convertirse en hábitos, actitudes, etc. Suele ser difícil de corregir en la medida que el niño crece. Como padre, usted puede fijarse en estos patrones de evitación, dolores de cabeza por la tarde, o el comportamiento visual extraño como entrecerrar los ojos, mirar hacia los lados, o mirar más cerca de lo normal los libros, TV, etc.

Algunos oftalmólogos utilizan un enfoque general a la corrección de la hipermetropía. Es muy importante encontrar un médico que se comprometa a utilizar el enfoque más sofisticado en la búsqueda de la corrección de la visión del niño. Si la corrección es necesaria, a veces basta con la utilización de gafas.

Es importante examinar la visión de los hijos porque una mala visión puede provocar bajo rendimiento escolar y retraso en el desarrollo visual.

Técnicas para corregir la hipermetropía

Las avanzadas técnicas hacen que sea más fácil que nunca enfocar correctamente de forma permanente y a menudo reducir o eliminar completamente la necesidad de usar gafas o lentes de contacto, incluyendo gafas de lectura.

Actualmente la **hipermetropía se puede operar** mediante la cirugía LASIK una opción segura y eficaz para muchas personas con hipermetropía. LASIK puede ayudar a mejorar la visión de objetos cercanos y lejanos sin anteojos o lentillas. Si tienes más de 40 años, la cirugía de la presbicia puede ser más apropiado para restaurar la visión de cerca.

Para las personas mayores de 60 años que han comenzado a desarrollar cataratas junto con la hipermetropía, la cirugía de cataratas puede ser la mejor opción para mejorar la vista. Hoy en día las cirugías de cataratas son muy modernas y pueden corregir muchos errores de refracción al mismo tiempo, como la hipermetropía y la presbicia. Algunas opciones quirúrgicas, incluso te permitirán ver con claridad en todas las distancias sin necesidad de gafas o lentes de contacto.

Habla con tu médico para saber qué procedimiento es el adecuado para tu caso.

Miopía

La miopía, es el tipo más común de error de refracción. Alrededor del 30% de las personas son miopes. Ser miope significa ser capaz de ver objetos cercanos con claridad, pero tener dificultar para ver los objetos distantes, es decir, éstos se ven borrosos.

Hay un par de cosas diferentes que pueden causar a alguien que sea miope. La menos común es que la lente o córnea sea demasiado curva. La otra posibilidad es que el ojo en sí puede sea demasiado largo para que la luz llegue a un punto focal antes de que alcance la parte posterior del ojo, lo que hace que sea difícil para el ojo enfocar una imagen clara de un objeto distante en la retina.

La mayoría de los miopes usan gafas o lentillas para ver claramente los objetos distantes. Sin embargo, mientras que los cristales y lentes de contacto son eficaces, no siempre son ideales. Se pueden perder o se rompen y pueden resultar molestas durante las actividades físicas o actividades que requieran un cambio frecuente entre la visión de cerca y de lejos. Las lentes de contacto requieren una limpieza adicional y atención y las gafas pueden alterar la apariencia física de una persona.

Síntomas de la miopía

En la miopía más común el único síntoma es la visión borrosa de lejos. En la miopía severa, además de los problemas a distancia, también existe un problema para la visión de cerca. Esto se debe a que el objeto está muy cerca del ojo, lo que provoca una tensión en el mecanismo de convergencia del ojo.

Causas de la miopía

La mayoría de la miopía es causada por un cambio natural en la forma del globo ocular. Esto hace que la luz se enfoque delante de la retina y no directamente sobre la retina. La miopía suele ser hereditaria. Es probable que un niño sea miope si uno o ambos padres lo son.

Mucha gente piensa que trabajar demasiado con visión de cerca, como leer o sentarse demasiado cerca de la computadora, hace que aparezca la miopía. Algunos estudios sugieren que las personas que leen durante mucho tiempo tienen un mayor grado de miopía.

Además del cambio natural en la forma del globo ocular, hay otras causas poco comunes de la miopía. Son las siguientes:

- La **miopía patológica** se da cuando la parte posterior del globo ocular continúa creciendo más tiempo después de alcanzar el tamaño adulto normal.

- La **miopía secundaria** puede desarrollarse como resultado de muchas condiciones, incluyendo el nacimiento prematuro y una serie de enfermedades de los ojos.

- La **seudomiopía** o miopía repentina, empeora rápidamente a causa de otra enfermedad, como la diabetes no controlada.

En algunos casos, la miopía puede ser causada por problemas en los ojos como las cataratas y el queratocono. El nacimiento prematuro puede aumentar la probabilidad de que un bebé pueda llegar a ser miope en el futuro, especialmente si el bebé tiene la retinopatía del prematuro (ROP).

Las personas que tienen mucha miopía (**miopía severa**) tienen un mayor riesgo de glaucoma y desprendimiento de retina. El desprendimiento de retina se debe a que la retina se puede estirar si se tiene miopía severa.

Tipos de miopía

Existen cuatro tipos de miopía básicos: miopía simple, miopía degenerativa, miopía nocturna y miopía inducida.

- La **miopía simple** es más común que otros tipos de miopía y se caracteriza porque un ojo es demasiado grande para su potencia óptica (que se determina por la córnea y el cristalino) y ópticamente es demasiado poderoso. Se cree que soportar una cantidad particularmente importante de trabajo ocular de cerca contribuye al desarrollo de la miopía simple.

- La **miopía degenerativa**, también conocida como la miopía maligna, patológicos, o progresiva, se caracteriza por marcados cambios del fondo de ojo, como el estafiloma posterior. Está asociada a un alto error refractivo y a una agudeza visual inferior a la normal. Esta miopía empeora progresivamente con el tiempo. La miopía degenerativa es muy común en ciertas razas y culturas, como el pueblo chino, japonés, coreano, árabe, blanco y judío.

- La **miopía nocturna** es una condición en la cual el ojo tiene una mayor dificultad para ver en zonas de baja iluminación a pesar de que su visión durante el día es normal. Esencialmente, la capacidad de enfoque de un individuo varía con el nivel de luz. La miopía nocturna se cree que está causada por la dilatación de las pupilas, que dejan entrar más luz de la necesaria, lo que hace que se sea cada vez más miope. Las personas más jóvenes son más propensos verse afectadas por este tipo de miopía que las personas mayores.

- La **miopía inducida**, también conocida como miopía adquirida, es el resultado de la exposición a diversos productos farmacéuticos, el aumento de los niveles de glucosa, la esclerosis nuclear, u otras condiciones anómalas. Se atribuye a la variación en el índice de refracción de uno o más de los medios oculares. Las cataratas pueden conducir a la miopía inducida también. Es un tipo de miopía que se produce cuando el ojo se ve privado de la visión de forma clara.

Corrección de la miopía

Gracias a las técnicas avanzadas de hoy es más fácil que nunca mejorar la miopía de forma permanente en la mayoría de los casos y reducir o eliminar completamente la necesidad de anteojos o lentes de contactos.

La cirugía LASIK es una opción segura y eficaz para muchas personas miopes. La cirugía LASIK puede ayudar a ver los objetos cercanos y distantes con claridad, sin gafas ni lentes de contacto.

Si tienes más de 40 años, la cirugía de la presbicia puede ser una opción excelente para mejorar la miopía junto con la presbicia (un error de refracción común que se desarrolla con el tiempo y que provoca una pérdida de la visión de cerca). Puedes reducir tu necesidad de usar gafas o lentes de contacto.

La cirugía de cataratas puede ser la mejor opción para las personas miopes mayores de 60 años que han comenzado a desarrollar cataratas. La cirugía de cataratas al mismo tiempo puede corregir otros errores de refracción, como la presbicia y la miopía. Algunas opciones quirúrgicas le permitirán ver con claridad en todas las distancias sin necesidad de gafas o lentes de contacto.

Habla con tu médico sobre qué procedimiento es el adecuado para tu caso.

Presbicia

¿Qué es la presbicia? Con el tiempo, casi todo el mundo pierde algo de su capacidad para enfocar objetos cercanos y los detalles finos. Cuando esto sucede, se llama presbicia.

La presbicia es la razón por la que la mayoría de las personas finalmente desarrollan la necesidad de usar gafas de lectura o bifocales. La presbicia se confunde a menudo con la hipermetropía porque las dos afecciones comparten la incapacidad de enfocar con claridad los objetos cercanos. Pero no son lo mismo.

La presbicia suele aparece comúnmente en una persona a partir de los años 40, cuando la lente se espesa y se endurece como parte del proceso de envejecimiento natural. Los músculos del ojo ya no pueden cambiar la forma de la lente para enfocar los objetos cercanos. La hipermetropía, por otro lado, es causada por la planitud de la córnea o por la forma del ojo.

La mayoría de las personas que desarrollan la presbicia necesitan gafas de lectura, bifocales o lentes de contacto multifocales para leer o ver a otros objetos cercanos con claridad, pero las gafas y lentes de contacto no siempre son una solución ideal.

Los pacientes con presbicia suele quejarse de que:

- Las gafas de lectura son un inconveniente, costoso y fácil de perder o romperse.

- Con las lentes de contacto se me cierran los ojos y se secan. Además se irritan y en ocasiones duelen.

- El cuidado de las lentes de contacto requiere demasiado tiempo.

- A medida que cambia mi visión, me siento menos seguro, sobre todo por la noche.

- Quiero verme y sentirme más joven.

- Me gustaría poder ver más claramente una vez más con mis propios ojos.

El tratamiento de la presbicia

Las avanzadas técnicas hacen que sea más fácil que nunca corregir la presbicia de forma permanente, a menudo reduciendo o eliminando por completo la necesidad de gafas o lentes de contacto, incluyendo gafas de lectura. Hay dos tipos principales de cirugía para corregir la presbicia. Tus necesidades médicas específicas y preferencias personales determinarán cuál es el adecuado para ti:

Monovisión o corrección de la presbicia por láser. Corrige un ojo para enfocar objetos lejanos, mientras que el otro se corrige para enfocar objetos cercanos. El cerebro aprende a coordinar entre las dos imágenes, por lo que tiene la visión tanto de lejos como de cerca. Si usted también tiene otros errores de refracción (como miopía, hipermetropía o astigmatismo), se pueden corregir al mismo tiempo.

Cirugía de reemplazo del lente: Reemplaza la lente natural del ojo con un cristalino artificial avanzado, llamado **lente intraocular o LIO**. Se corrige la presbicia y las cataratas al mismo tiempo, por lo que no tendrá que someterse a otra cirugía posteriormente. También podrás corregir la miopía, hipermetropía o astigmatismo, al mismo tiempo, por lo que tendrá una excelente visión en todas las distancias, incluso sin gafas o lentes de contacto.

Encontrar el tratamiento de la presbicia adecuado

Aquí hay algunas pautas especiales para la elección de un tratamiento de la presbicia:

Los pacientes mayores de 50 años generalmente consiguen mejores resultados con la cirugía de reemplazo, ya que le ahorra la posibilidad de desarrollar cataratas.

Los pacientes miopes menores de 50 años suelen funcionar mejor corrigiendo la presbicia con láser de corrección de la visión (también llamado monovisión con **LASIK**).

A los pacientes con astigmatismo menores de 50 también les va mejor la corrección de la presbicia con láser, dependiendo del grado de astigmatismo.

Para los pacientes que tienen más de 60 años o que ya han desarrollado cataratas, la cirugía de cataratas puede ser una opción más apropiada. La cirugía de catarata también puede corregir la presbicia con el uso de la lente correcta.

Hable con su médico sobre qué procedimiento es el adecuado para usted.

¿Por qué el ojo pierde la capacidad de enfocar objetos cercanos?

Cuando la luz entra en el ojo, la córnea y la lente trabajan en conjunto para enfocar la luz en la retina en la parte posterior del ojo. Cuando el objetivo esté relajado, es la forma correcta de enfocar la luz procedente de objetos distantes. Para los objetos cercanos, los músculos ejercen presión en el ojo para cambiar su forma de enfocar la luz, este proceso se llama acomodación, y ocurre de manera natural, sin que ni siquiera te des cuenta.

Con el tiempo, el lente se engrosa y pierde parte de la flexibilidad necesaria, por lo que es mucho más difícil de enfocar con claridad los objetos cercanos.

La presbicia afecta a casi todo el mundo, incluso si ya tienen miopía, hipermetropía o astigmatismo. La presbicia suele preceder al desarrollo de cataratas. Con los tratamientos modernos de la presbicia, todas estas condiciones se pueden tratar en un solo procedimiento.

Degeneración macular

Hay muchas enfermedades del ojo que se producen naturalmente con el tiempo. Los principales ejemplos de **enfermedades oculares** relacionadas con la edad son el glaucoma, las cataratas y la degeneración macular. De estos, para muchos la degeneración macular es la más devastadora, ya que a menudo resulta en la pérdida permanente de la visión. Afortunadamente los investigadores continúan explorando la degeneración macular, incluidas sus causas y opciones de tratamiento. Para las personas diagnosticadas con degeneración macular, hay nuevos tratamientos que están ofreciendo los pacientes y que ofrecen alguna esperanza de corrección de la visión o al menos retardar la progresión de la enfermedad.

Si tú o alguien que conozcas está en riesgo de degeneración macular, o fue diagnosticado recientemente con la degeneración macular, es importante que te eduques y estudies sobre las causas, tratamiento y pronóstico de los pacientes con esta y otras enfermedades oculares relacionadas. A continuación encontrarás información completa sobre la degeneración macular incluyendo información sobre los signos y síntomas y la importancia de la detección temprana para la prevención y tratamiento de muchas enfermedades oculares relacionadas.

La degeneración macular está relacionada con la edad

La edad está directamente relacionada con degeneración macular y se considera una de las principales causas de ceguera en la actualidad. Esta condición a menudo resulta de la enfermedad ocular crónica que afecta el tejido de la mácula o la parte del ojo responsable de la visión central. Típicamente relacionadas con la edad, la degeneración macular da como resultado la **visión borrosa**. Algunos pacientes pueden experimentar un punto ciego en el centro de la visión, dejando la visión periférica intacta en muchos casos.

Síntomas de la degeneración macular

Las primeras señales de degeneración macular incluyen tener dificultad para ver sin un aumento de la luz. Algunas personas descubren que tienen dificultades para leer la letra pequeña o notan que al ver rejillas u otras líneas muy juntas su visión parece distorsionada. Otros pueden notar manchas negras o problemas en su campo de visión central.

Típicamente la degeneración macular se produce con el tiempo, aunque algunos pacientes pueden encontrar que el transcurso de la enfermedad progresa rápidamente y que conduce a la extensa pérdida de la visión en el ojo.

La degeneración macular causa ceguera parcial ya que afecta a la visión central de un paciente. Esto es tan perjudicial sin embargo, para muchos pacientes como la ceguera completa. Nuestra visión central nos permite leer, conducir, reconocer los amigos y la familia y realizar cualquier trabajo detallado.

La degeneración macular que está relacionada con la edad tiende a empeorar según se van cumpliendo años. Alrededor de 2 millones de estadounidenses son diagnosticados con la forma avanzada de esta enfermedad anualmente.

Las causas de la degeneración macular

La mácula es la parte de la retina que es necesaria para la visión central aguda. Típicamente esta parte del ojo incluye muchas células sensibles o de detección de luz que permiten la visión apropiada. Estas células que tienen forma de conos, permiten que las personas diferencien varios tonos de color y grises. Por lo general, una capa de tejido forma la superficie exterior de la retina. Este tejido se denomina como el epitelio pigmentario de la retina o RPE.

Los pacientes con degeneración macular suelen experimentar deterioro de la RPE. Esto se traduce en pérdida lenta de pigmento y adelgazamiento o atrofia de las células dentro de este tejido. Este paso del tiempo provoca depósitos de residuos para formar sobre el tejido, dañando la sensibilidad a la detección de la luz de células de la mácula. Esto evita que el cerebro envíe señales a los nervios ópticos, por lo tanto, su capacidad de ver bien disminuye con el tiempo.

Factores de riesgo para la degeneración macular

El principal factor de riesgo para esta enfermedad es la edad. La degeneración macular es mucho más común en pacientes mayores de 60 años. Otras causas o factores de riesgo pueden incluir:

- La raza y el sexo. La degeneración macular es más frecuente en la raza blanca, y más común entre las mujeres que entre los hombres, en parte porque las mujeres tienden a tener mayor esperanza de vida. Por lo tanto, a medida que envejecen, su riesgo de desarrollar esta condición aumenta.

- Tener ojos de color claro. Las personas con ojos de color más claro tienen mayor riesgo que los que tienen los ojos de color oscuro.

- La exposición a la radiación UV, que puede dañar el tejido de la retina y de los alrededores.

- La nutrición inadecuada o pobre, ya que puede reducir los niveles sanguíneos de ciertos minerales y vitaminas clave, incluyendo zinc, vitaminas A, C y E, todos los cuales son importantes para la prevención de los efectos del envejecimiento y el desarrollo de enfermedades relacionadas con la edad.

- El uso del tabaco, lo que puede aumentar su riesgo de daño a los tejidos y aumentar su susceptibilidad a la degeneración macular y una serie de otras condiciones de salud.

Tratamiento de la degeneración macular

Una de las mejores maneras de ayudar a la degeneración macular es el diagnóstico precoz. Se recomienda hacer planes para visitar al oftalmólogo dos veces al año para ayudar a diagnosticar la degeneración macular temprana. Algunos tratamientos pueden ayudar a detener la progresión de la enfermedad.

El tratamiento puede incluir terapias con medicamentos, procedimientos con láser o la suplementación con altas dosis de vitaminas y minerales. Obtener el tratamiento adecuado lo antes posible puede ayudar a mantener la visión que se tiene y posiblemente incluso a recuperar algo de lo que se ha perdido.

Asegúrate de consultar con su profesional de la visión para obtener información adicional acerca de esta y otras enfermedades graves del ojo y la retina. El médico puede trabajar contigo para desarrollar un programa de tratamiento personalizado y garantizar sus mejores probabilidades de recuperación.

Tipos de degeneración macular

Degeneración macular húmeda

Esto ocurre cuando los vasos sanguíneos anormales detrás de la retina comienzan a crecer debajo de la mácula/retina. Estos vasos sanguíneos de nueva creación a menudo son muy frágiles y con frecuencia hacen gotear sangre y líquido. La sangre y el líquido mueven la mácula de su lugar normal hacia la parte posterior del ojo. El daño a la mácula se produce rápidamente.

Degeneración macular seca

La degeneración macular seca ocurre cuando las células sensibles a la luz en la mácula se descomponen lentamente, borrando gradualmente la visión central en el ojo afectado. Cuando empeora, es posible que vea una mancha borrosa en el centro de la visión. A medida que pasa el tiempo, y menos de las funciones de la mácula, la visión central en el ojo afectado puede perder gradualmente.

Tics en el ojo

¿Qué son los espasmos en los ojos? Seguramente alguna vez te ha pasado de está sentado ocupándote de tus cosas, cuando de repente el ojo comienza a temblar. Este fenómeno desconcertante es común y afecta a millones de personas todos los días. Para la mayoría de la gente, los espasmos en los ojos no es una enfermedad grave y por lo general es consecuencia de la excesiva fatiga o el estrés. Para otros, los ojos con espasmos puede ser el resultado de un trastorno genético más grave que puede conducir a la irritación crónica o problemas visuales. El **blefaroespasmo** es el término técnico para los ojos con espasmos y se define como la contracción incontrolada, episódica del músculo que rodea el ojo. En otras palabras, los espasmos en los ojos se definen como un parpadeo involuntario anormal o espasmos de los párpados. Algunos médicos a menudo se refieren a esta condición como "trastorno de parpadeo". Suena bastante serio, pero a menudo no lo es.

Tipos de espasmos en los ojos

Hay múltiples formas de blefaroespasmo, algunas más graves que otras. La forma más común de blefaroespasmo es la contracción ocasional del ojo que, si bien no es una enfermedad grave, muchos pacientes simplemente les resulta una molestia. Algunos pacientes, incluyendo aquellos con síndrome de Tourette o problemas neurológicos relacionados pueden experimentar trastornos del ojo que parpadea más graves y que lleven a la evaluación y tratamiento de la enfermedad.

Por lo general, los pacientes que sufren esta condición tienen síntomas entre los que se incluyen el parpadeo excesivo acompañado de irritación en los ojos. Esto puede resultar como consecuencia de la exposición a las luces demasiado brillantes o estar excesivamente cansado o estresado. La frecuencia con que alguien experimenta los espasmos o tics en los ojos varía de día a día. Algunas personas pueden notar que sus síntomas desaparecen durante el sueño y se reinician al despertar.

Causas de los espasmos en los ojos

Las causas comunes de los tics en el ojo e irritación corneal es la falta de sueño, el estrés, la fatiga, el alcohol, los trastornos neurológicos, el abuso de la cafeína y otras causas hereditarias.

Como se ha mencionado anteriormente, incluso la ansiedad aguda algunas veces puede dar como resultado un tic en el ojo. Nuestros cuerpos son máquinas extraordinarias, capaces de hacer cosas extraordinarias e inusuales a veces. Crispar los ojos puede ser solo un signo de que te tienes que tomar con un poco más de calma las cosas. No te olvides, espasmos en el ojo es un fenómeno relativamente común. Pregunta y verás que casi cualquier persona que conozcas probablemente te dirá que han experimentado tics en los ojos en un momento u otro.

¿Qué hacer cuando tienes un tic en el ojo? Tu mejor opción es tratar de relajarte. Cuanto más puedas aliviar la ansiedad, menos probable es que tu ojo tiemble. Pero ¿Debo **estar preocupado por mi ojos espasmos**? El blefaroespasmo no suele ser un caso de preocupación. Se asocia con una función anormal de la *ganglio basal* de causa desconocida. El ganglio basal es la parte del cerebro responsable de controlar los músculos. En casos raros, la herencia puede jugar un papel en el desarrollo de espasmos en los ojos. Así que es probable que si experimentas tic ocasional en el ojo, alguien más en su familia también lo ha sufrido. Algunas personas encuentran que el ojo se crispe sea el resultado de nada más que ansiedad.

El tratamiento de los espasmos/tics en los ojos

En este momento, no existe una cura exitosa para los tics en los ojos, aunque existen varias opciones de tratamiento que pueden reducir su gravedad. Algunos pacientes pueden solicitar la terapia con medicamentos para los problemas crónicos de los espasmos en los ojos espasmos, aunque la terapia de medicinas a menudo se considera una forma impredecible de tratamiento. Sin embargo, los investigadores están trabajando constantemente en nuevas formas de tratar estos problemas. En los EE.UU. y Canadá, por ejemplo, la inyección de Botox en los músculos de los párpados es un tratamiento aprobado. El botox, es producida por la Clostridium botulinum y paraliza los músculos de los párpados y por lo tanto elimina el espasmo de los párpados.

Los medicamentos que se toman por vía oral para los espasmos en los ojos están disponibles, pero suelen producir resultados impredecibles. El alivio de los síntomas suele ser a corto plazo y tiende a ser útil en sólo el 15 por ciento de los casos aproximadamente.

La **miectomía es un procedimiento quirúrgico** para eliminar algunos de los músculos y los nervios de los párpados, es también una opción de tratamiento posible. Esta cirugía ha mejorado los síntomas en el 75 a 85 por ciento de las personas con los ojos con espasmos (blefaroespasmo).

Si sufres tics ocasionales de los ojos es probable que no requieras ningún tratamiento específico. Sin embargo, si tu caso es el resultado del estrés o ansiedad, o alguna otra causa no determinada, debes hablar con tu médico acerca de las maneras que existen para el problema de forma segura y fácil.

Prevención de los ojos con espasmos

La prevención también es importante para aliviar los espasmos menores en los ojos espasmos. Dado que el estrés puede contribuir a problemas musculares incluyendo los tics en los ojos o blefaroespasmo, tu oculista puede trabajar contigo para diseñar un programa de reducción de estrés. Podrías considerar la participación en cursos de gestión del estrés o clases, terapia cognitiva u otras medidas de apoyo para ayudar a aliviar el estrés y la ansiedad.

El descanso y la relajación a menudo resuelven la mayoría de los casos menores de los ojos espasmos. Si experimentas un caso más grave es posible que tu médico recomiende la terapia con botox o medicamentos. En casos raros, la cirugía puede ser recomendada especialmente si el tic está interfiriendo con la visión.

LASIK

LASIK

Qué es el la cirugía LASIK

El nombre técnico de la cirugía LASIK es *Laser-Assisted in Situ Keratomileusis*. Se trata de un tipo de cirugía realizada para mejorar los problemas específicos de la visión. La cirugía LASIK está aprobada para adultos mayores de 18 años con ciertos problemas de visión.

La forma de la córnea del ojo puede causar una imagen borrosa y desenfocada. Esto se conoce como **error de refracción**. La **cirugía LASIK** es considerado una cirugía ocular refractaria, ya que cambia la forma de la córnea. Es el tipo más común de cirugía ocular refractaria.

Indicaciones del procedimiento LASIK

Sólo ciertas enfermedades oculares se tratan con cirugía LASIK. Estos incluyen la miopía, la hipermetropía y el astigmatismo. Las personas que son miopes no pueden ver claramente los objetos cuando están lejos. Las personas con hipermetropía tienen problemas con las imágenes que están cerca. El astigmatismo puede causar que tanto los objetos cercanos como los lejanos se vean borrosos o desenfocados.

Procedimiento LASIK

El procedimiento usualmente se completa en menos de 30 minutos. Se colocarán gotas anestésicas en los ojos para reducir las molestias durante el procedimiento. El ojo se mantiene abierto con un dispositivo especial. Algunas personas también pueden necesitar medicamentos para ayudar a la relajación durante el procedimiento. Se corta un colgajo en la parte frontal del ojo y se mueve hacia el lado para permitir que el cirujano pueda ver la córnea. Dependiendo del problema a tratar, se retocará una parte específica de la córnea usando el láser. El colgajo se vuelve a poner de nuevo en su lugar. No es necesario dar puntos.

Complicaciones con la cirugía LASIK

Las complicaciones de la cirugía LASIK pueden incluir dificultad para ver de noche y visión borrosa. Los ojos secos son una complicación frecuente y puede durar varios meses. Aunque no es común, la infección es también una posibilidad. Si la córnea no se corrigió suficientemente, es posible que haga falta una segunda cirugía para corregir los problemas. Alrededor del 80% de las personas que tienen cirugía de LASIK no vuelven a necesitar usar gafas o lentillas nunca más. Los riesgos de la operación con LASIK no deberían ser más que los comentados anteriormente, pero si tienes más dudas al respecto consulta siempre antes con tu médico de confianza.

Recuperación con la cirugía LASIK

Inmediatamente después del procedimiento, es normal tener la visión borrosa y picor en los ojos. Es muy posible que el médico te recete as gotas para los ojos y otros medicamentos para el dolor. Se recomienda una visita de seguimiento con el cirujano 48h después de la cirugía para ver cómo se está curando el ojo. A pesar de que es esencial seguir las recomendaciones de su médico, por lo general debe evitarse el maquillaje de ojos durante unas semanas mientras que el ojo cicatriza. El médico también puede recomendarle evitar deportes de contacto durante unas pocas semanas después de la cirugía.

Beneficios LASIK

¿Cuáles son los beneficios y ventajas de la cirugía LASIK? Los problemas en los ojos pueden tener un efecto bastante profundo en la vida de una persona. Afectan al rendimiento y la propia imagen. La introducción de las cirugías de corrección de la visión, en particular, la cirugía ocular Lasik, ha hecho más fácil para muchas personas el lograr una mejor visión y con ello, la mejora de su calidad de vida. Entre los beneficios de LASIK destacamos:

Mejora de la Visión

La cirugía ocular LASIK ataca directamente a la raíz del problema para muchas personas. Cambia la forma de la córnea en el ojo del paciente para corregir permanentemente la visión. El procedimiento a menudo ayuda a los pacientes a ver mejor que antes y eliminar el uso de gafas o lentillas.

Conveniencia

La cirugía ocular LASIK mejora la visión inmediata, eliminando la necesidad de cualquier elemento extraño como una ayuda para la visión. La cirugía ocular Lasik elimina la molestia de perder lentes de contacto y perder o romper cristales.

Ahorro

El coste inicial del procedimiento LASIK puede parecer alto, sin embargo, puede representar un ahorro a largo plazo. Eliminando el gasto de lentes de contacto y gafas durante años en el futuro.

Mejora de la confianza y autoestima

Muchos usuarios de gafas no están contentos con su apariencia. Las gafas no suelen ser un accesorio de moda a elección sino una necesidad. A pesar de que existen gafas muy a la moda, si se tiene la necesidad de que estén graduadas, su precio es demasiado elevado para tener varios modelos. Por otro lado, la libertad de los cristales a menudo aumenta la confianza porque conlleva la sensación de una mejor apariencia.

Advertencias

A pesar de que los beneficios de LASIK parecen muy superiores a los contras, es importante consultar a un cirujano oftalmólogo debidamente capacitado y con experiencia. La cirugía LASIK solo puede mejorar la visión si el problema de la visión tiene que ver con la forma de la córnea, es decir, no es adecuado para todas las personas con problemas de visión. Existen algunos riesgos de la cirugía LASIK durante el procedimiento. Examina las credenciales y la experiencia de tu cirujano cuidadosamente para minimizar los riesgos.

Alternativas LASIK

La cirugía ocular LASIK implica el uso de un láser para remodelar la córnea para corregir problemas de visión. La cirugía LASIK se ha convertido en la cirugía más frecuentemente realizada en los prácticamente todos los países.

El procedimiento básico consiste en cortar una capa pequeña en el tejido de la córnea para que el láser pueda quemar o remodelar partes de la córnea con el fin de corregir los defectos que causan la miopía, el astigmatismo o la hipermetropía. El colgajo se cura rápidamente por sí mismo en la mayoría de los casos. Sin embargo, antes de decidirse a someterse a esta cirugía, tenga en cuenta algunas de las alternativas.

Alternativas no quirúrgicas

Aunque la cirugía LASIK es un éxito en un gran número de pacientes, puede haber complicaciones y riesgos tanto con el corte del colgajo del tejido de la córnea como con la propia reestructuración. Algunos pacientes experimentan dolor, pérdida de la visión, el efecto de halo, problemas para ver de noche o sensibilidad a la luz. Una vez que te has hecho la cirugía LASIK (o de cualquier cirugía del ojo) no se puede volver atrás y revertir la misma. Cualquier cambio en el ojo es, en la mayoría de los casos, permanente, y si ese cambio es negativo, tendrás que vivir con él o deberás realizarte una cirugía adicional para corregirlo.

Si optas por evitar la cirugía láser ocular, puedes usar lentes de contacto o gafas para corregir tu visión (más que corregir, ayudar). Algunos pacientes también intentan *terapia de la visión* para obtener una corrección más permanente sin lentillas o gafas. Esta es una forma de terapia física que implica el ejercicio de los ojos con el fin de corregir los problemas de visión.

La terapia de la visión se debe realizar bajo el cuidado de un profesional de la visión que pueda personalizar un plan de ejercicios para resolver tus dificultades visuales específicas.

Otros tipos de cirugía láser

Aunque LASIK se ha convertido en el "gran nombre" en la cirugía con láser, no es la única opción para la cirugía con láser. En realidad, hay otros tres tipos de cirugía con láser: LASEK, Epi-LASIK y PRK.

PRK fue en realidad el primer tipo de cirugía ocular con láser en llevarse a cabo. Consiste en utilizar un láser excimer para remodelar la córnea provocando que distintas capas de la córnea se desmoronen. Con la cirugía PRK no se corta un colgajo en la córnea como con LASIK, y como resultado, la córnea puede responder mal a este tipo de cirugía. Existe un efecto secundario que se puede desarrollar llamado *opacidad corneal*. La ventaja de no tener un colgajo y las complicaciones relacionadas con este colgajo se anteponen en la mayoría de los casos por el hecho de que la córnea tiende a responder mal a los daños causados por la PRK, mientras que en la cirugía LASIK la córnea no es *consciente* de que ha sido dañada en absoluto.

El cambio de lentes

Otra alternativa a la **cirugía ocular con láser** consiste en implantar unas nuevas lentes. Este procedimiento se llama intercambio del cristalino transparente, o CLE. Implica la eliminación de la lente intraocular del paciente y la implantación de una lente de plástico o de silicona. El procedimiento es similar a la cirugía realizada en pacientes de cataratas, pero se diseñó para corregir defectos de refracción en lugar de cataratas. La córnea no se daña ni alterada pero el período de recuperación es generalmente mucho mayor que con la cirugía LASIK ya que el procedimiento es más invasivo.

El efecto halo con LASIK

Si estás considerando la cirugía LASIK, es necesario tener en cuenta los posibles efectos secundarios. Aunque la mayoría de los efectos secundarios, tales como la sensibilidad a la luz y la incomodidad, se desvanecen después de la cirugía, algunos pacientes han declarado que experimentan versión distorsionada cuando miran objetos iluminados. Esta ocurrencia ha sido referida como el efecto halo o *efecto Starburst*.

¿Qué es el efecto halo?

El efecto halo es un término usado para describir la forma anormal en la que ve una persona que ha recibido la cirugía LASIK, los objetos iluminados. Al mirar un objeto, éste aparecerá como si un halo de luz lo rodeara. Este problema se produce sobre todo por la noche, y el paciente puede experimentar dificultades de visión nocturna, además del efecto de halo.

Significado del efecto halo

Una persona que se somete a cirugía LASIK puede experimentar un efecto de halo después, por varias razones. Las causas potenciales pueden incluir que le quede miopía que no se haya corregido con la cirugía o dilatación de las pupilas. Los pacientes con pupilas grandes tienen un tamaño de pupila que los médicos consideran más grande que el rango normal, al ser más grande, el láser no llega tan lejos y cuando la pupila se dilata, una parte de ella ve las imágenes sin tener corregido el error de refracción, de ahí el efecto visual. Además, si la persona tenía una visión muy pobre antes de la cirugía y se ha requerido una incisión quirúrgica grande, es más probable tener el efecto de halo después del procedimiento. Otra causa potencial del efecto halo es la inflamación de la córnea que se produce después de que la operación se haya completado.

En muchos casos, el efecto halo que sufren los pacientes después de la cirugía LASIK es temporal y desaparece cuando los ojos sanan. El efecto de halo no puede ocurrir después de que hayan pasado varias semanas de recuperación después de la cirugía ocular láser.

Solución al efecto halo

Es posible que necesite una nueva cirugía si el efecto de halo no desaparece después de algunas semanas de recuperación. Sin embargo, las gotas medicinales para los ojos recetadas por tu oftalmólogo también pueden aliviar el problema antes de volver a someterse a la cirugía. Mientras tanto, es posible que desees limitar ciertas actividades que puedan resultar difíciles, como por ejemplo, la conducción nocturna.

Consideraciones

Tu médico te hará saber tus posibilidades de sufrir el efecto de halo antes de seguir adelante con la cirugía LASIK. Asegúrate de averiguar si tienes un riesgo mayor al del resto de pacientes. Después de tomar las medidas de su pupila, tu médico te podrá decir tus posibilidades de sufrir el efecto halo.

Cómo funciona

LASIK es el procedimiento más comúnmente realizado la cirugía refractiva. Podrás escuchar a la gente llamándola "Lasix," pero el nombre correcto es el LASIK, que es la abreviatura de "asistida por láser in situ queratomileusis".

¿Por qué es tan popular? LASIK tiene ventajas sobre otros procedimientos de corrección de la visión, incluyendo una relativa falta de dolor después y el hecho de que una buena visión generalmente se consigue mediante el día siguiente.

Un instrumento llamado microqueratomo se utiliza en la cirugía ocular LASIK para crear un colgajo delgado y circular en la córnea. Otra manera, más reciente de toma de la solapa es con un láser.

El cirujano dobla el colgajo una copia de seguridad fuera del camino, a continuación, quita un poco de tejido corneal inferior, mediante un láser excimer. El láser excimer utiliza un haz de luz ultravioleta fría para extraer con precisión ("extirpar") trozos muy pequeños de tejido de la cornea para darle forma.

Cuando la córnea se forma de nuevo en el camino correcto, que funciona mejor para enfocar la luz en el ojo y en la retina, proporcionando una visión más clara que antes. La aleta entonces se pone en su lugar, cubriendo el área donde se extirpó el tejido de la córnea.

Tanto las personas miopes e hipermétropes pueden beneficiarse del procedimiento de LASIK. Con las personas miopes, el objetivo es aplanar la córnea demasiado empinada, con las personas hipermétropes, una córnea sea más inclinada que se desea. Láser Excimer también puede corregir el astigmatismo mediante el suavizado de una córnea irregular en una forma más normal.

Antes del procedimiento LASIK

Si estás considerando someterte a la cirugía láser LASIK, es importante que antes de nada, elijas un buen médico especialista. Pero, ¿cómo hacerlo? Por lo general, las personas suelen pedir opiniones a otras personas que ya hayan sido pacientes de los médicos.

Una vez hayas elegido tu cirujano, deberás pedirle consejo. Él decidirá si eres un buen candidato para la cirugía LASIK. Tu oftalmólogo te hará un examen ocular para determinar si tus ojos están lo suficientemente sanos como para realizar el procedimiento y qué tipo de corrección de la visión necesitas.

Tu médico también buscará signos de enfermedad como el síndrome del ojo seco. Este tipo de enfermedades deben ser tratados y resueltas antes de poder realizar la cirugía LASIK. Incluso si tus ojos tienen una película lagrimal normal, el cirujano ocular como medida de precaución, puede recomendar un tratamiento para reducir el riesgo de desarrollar el síndrome del ojo seco después del LASIK.

Además, es muy común que el cirujano utilice un topógrafo de la córnea. Este dispositivo mide la curvatura del ojo y crea una especie de *mapa* de la córnea.

Por último, el médico te preguntará acerca de cualquier problema de salud que tengas o medicamentos que estés tomando. Algunas condiciones de salud te descalificarán por completo para la cirugía LASIK, pero otros solo pueden posponer el procedimiento hasta una fecha posterior.

Durante la cirugía LASIK

LASIK es un procedimiento ambulatorio (entras en el centro donde te someten a la cirugía, realizan el procedimiento y sales caminando al momento. De hecho, la cirugía en sí dura menos de cinco minutos, y el paciente está despierto todo el tiempo. En ocasiones, el cirujano podrá dar al paciente un sedante leve por vía oral antes de la cirugía.

A pesar de que la cirugía es relativamente rápida, LASIK es un procedimiento muy delicado y es importante que éste se realice por un cirujano altamente capacitado y con el equipo adecuado. También es importante que tengas a alguien que te acompañe al centro de la cirugía y que te lleve a casa después.

Antes de comenzar con la cirugía LASIK, se aplicará a los ojos unas gotas anestésicas para que no sienta ninguna molestia durante el procedimiento.

El médico le pedirá que se acueste y a continuación se opera el ojo. Una especie de retén se coloca debajo de sus párpados para mantenerlos abiertos. Normalmente, esto no es tan incómodo como parece.

Se creará un colgajo con la córnea sea cual sea el dispositivo que se utilice. Después, de la energía láser se aplica para dar una nueva forma al ojo. La aleta se sustituye para servir como un tipo de vendaje natural. El cirujano utiliza una computadora para ajustar el láser excimer. Los impulsos de luz láser sin dolor remodelan la córnea. Escucharás un sonido constante, que significa que el láser está en funcionamiento. También es posible que huelas un olor suave durante el tratamiento con láser, esto es normal.

Después de que el procedimiento haya terminado, descansarás un rato. Si te sometes a la cirugía de ambos ojos el mismo día, el cirujano general, comenzará a trabajar en su segundo ojo inmediatamente después del tratamiento del primer ojo.

Tu cirujano te puede recetar medicamentos para el dolor del postoperatorio, pero mucha gente se siente nada más que una leve molestia después de LASIK. Esa es una ventaja del LASIK sobre PRK, que puede causar importantes molestias en los ojos durante unos días.

Después de LASIK: Corto plazo

Como con cualquier tipo de cirugía, es importante que siga las instrucciones de su médico al pie de la letra. Ten un descanso adecuado, utilice todos los medicamentos recetados según las instrucciones y llame a su médico inmediatamente si piensas que existe algún un problema. Lo más probable es que puedas seguir con tu vida rutinaria enseguida y que puedas ir a trabajar al día siguiente. Se recomienda no hacer ejercicio extenuante durante la semana posterior a la cirugía. No te frotes el ojo.

Después de LASIK: Largo plazo

Con la cirugía LASIK, la visión de la mayoría de la gente mejora de inmediato, pero algunos encuentran que su visión mejora gradualmente aún más en los próximos días o incluso semanas.

Los resultados de LASIK pueden variar. La mayoría de las personas alcanzan una visión perfecta al 100% con LASIK. Algunos pueden lograr sólo una mejoría.

Las complicaciones postoperatorias de LASIK pueden incluir infección o deslumbramiento nocturno.

Cómo se realiza

A continuación te explicaremos **cómo se lleva a cabo un procedimiento de cirugía láser ocular LASIK**. Es posible que si eres muy aprensivo, te parezca un poco desagradable pero debes saber que la cirugía es totalmente indolora y que tarda escasos minutos en realizarse.

Te ofrecemos un procedimiento detallado desde las semanas antes a la intervención pasando por la misma, hasta el momento del post-operatorio.

Pre-Cirugía LASIK

El médico especialista te pedirá que dejes de utilizar las lentillas varias semanas antes de la cirugía LASIK, esto se debe a que el uso continuado de las lentes de contacto modifican la forma de la córnea. La cirugía consiste precisamente en modificar esta forma por lo que, si desconocemos su forma real, difícilmente podremos modificarla con corrección. También será necesario que conciertes al menos una cita o dos con tu cirujano ya que, durante estas visitas, el médico te examinará los ojos y establecerá las medidas de tu córnea. Esto es muy importante ya que este tipo de cirugía no se puede realizar en las córneas excesivamente delgadas. El médico debe asegurarse de que no es tu caso. Por otra parte, también te pedirá que dejes el uso de cremas para la piel, maquillaje, perfumes, colonias y productos para el cabello, incluso antes de la cirugía. El objetivo es que los ojos estén 100% limpios antes de someterse a LASIK.

Cirugía LASIK

La primera parte de la cirugía LASIK consiste en la administración de gotas anestésicas para los ojos. El médico también puede administrar un sedante leve si ve que estás demasiado nervioso. Después de ponerte las gotas anestésicas, el médico limpiará los ojos y colocará un espéculo entre los párpados para mantener el ojo abierto. Luego, el médico coloca un anillo de succión sobre el ojo, lo que aplana la córnea. El médico entonces utiliza un instrumento denominado un microkeratone para hacer una pequeña incisión en la córnea, creando un colgajo en el que la energía del láser entre. Luego, el médico utiliza un láser para remodelar la lente, por lo que dirige la luz correctamente en la parte posterior del ojo, lo que permite que tu visión mejore. Cuando haya terminado, el médico coloca la parte posterior del colgajo en el ojo, que se cura por sí sola.

Post-Cirugía LASIK

Después de realizarse el LASIK (que por lo general dura alrededor de 5 minutos por ojo), es posible que te administren un escudo de plástico transparente para proteger los ojos. A continuación, te tendrán que llevar a casa (no podrás conducir durante 1 día). Podrás usar los escudos mientras duermes, para evitar golpearte el ojo. En la mayoría de los post-operatorios de estos tratamientos requieren también administración de gotas medicinales, ya que un efecto secundario de la cirugía es la sequedad en los ojos. Aparte de eso, el período de recuperación después de LASIK es muy suave y confortable.

LASIK y ojos secos

Tener sequedad en los ojos después de someterse a la cirugía LASIK es tan común que se produce en casi la mitad de todos los pacientes de LASIK. Mientras que por lo general es temporal y leve, un número significativo de personas continúan teniendo los ojos secos durante meses o incluso años después del procedimiento.

Pero para ver el problema con perspectiva, muchas personas que se someten al LASIK ya tiene los ojos secos. A modo de ejemplo, los usuarios de lentillas que suelen encontrarse incómodos con las lentes de contacto porque de los ojos se le secan y es por eso que investigan LASIK como una alternativa para no llevarlas.

Afortunadamente, la cirugía LASIK ha conseguido avances en la detección del ojo seco y su tratamiento. Muchas personas que desean realizarse la **corrección de la visión con láser** tienen ahora la oportunidad de resolver realmente su problema preexistente del ojo seco si se trata con LASIK.

¿Cómo LASIK causa el ojo seco?

En algunos casos, la cirugía LASIK y otros procedimientos de corrección de la visión pueden causar sequedad en los ojos al reducir la sensibilidad del nervio corneal. Cuando el ojo no siente la necesidad de lubricación, no produce la cantidad de lágrimas necesarias.

La sequedad en los ojos después de LASIK puede causar tanto malestar como la reducción de resultados visuales óptimos. Por esta razón, muchos cirujanos recomiendan aplicar a los ojos gotas lubricantes oculares u otras terapias para ayudar a mantener la humedad del ojo. Como medida de precaución, también se pueden administrar tratamientos para aumentar la lubricación de los ojos antes de un procedimiento de LASIK, incluso si no se tiene ningún signo de resequedad en los ojos.

Influencia del ojo seco para los pacientes de LASIK

Tanto la calidad como la cantidad de lágrimas que se producen son factores importantes en el desarrollo de los ojos secos. Estos factores pueden afectar a la cicatrización después de la cirugía del ojo con LASIK.

Existen varias pruebas que se pueden realizar para la detección de los ojos secos:

- La **prueba de Schirmer**: se coloca una delgada tira de papel debajo del párpado inferior para medir la producción de lágrimas.

- Tiempo de ruptura lagrimal: se coloca de una pequeña cantidad de colorante en la superficie del ojo para controlar cómo se distribuyen las lágrimas y cuando se rompen en la superficie del ojo.

Mientras que se evalúa tu idoneidad como posible candidato para un procedimiento de LASIK, el cirujano ocular que también tendrá que determinar si tienes una condición subyacente que pudiera causar sequedad en los ojos.

¿Quién corre más riesgo de tener ojos secos después de LASIK?

Los investigadores descubrieron que el LASIK, por lo general, conlleva un riesgo significativo de sequedad en los ojos de personas que no tenían este problema con anterioridad, y que los síntomas de ojo seco persisten en alrededor del 25% de los pacientes de LASIK durante al menos seis meses después de la cirugía.

Otras causas del síndrome del ojo seco antes o después de LASIK

Existen varias situaciones que fomentarían la predisposición a sufrir el síndrome del ojo seco. Entre ellas destacan:

- La edad avanzada, especialmente si eres mujer y has sufrido la menopausia.

- La utilización de medicamentos para alergias (antihistamínicos), ciertos medicamentos para la presión arterial y antidepresivos que pueden disminuir la humedad del ojo.

- Las enfermedades autoinmunes como el **síndrome de Sjogren**.

- Clima o entornos inusualmente secos tales como una habitación muy caliente o con aire acondicionado

Una vez más, cabe recordar que tener los ojos secos antes de un procedimiento LASIK no te elimina automáticamente como candidato. Sin embargo, tu oftalmólogo tendrá que considerar la severidad de tu condición y la posibilidad de un tratamiento eficaz antes de recomendar un procedimiento.

El tratamiento del ojo seco antes y después de LASIK

Incluso si usted tiene una condición pre-existente del ojo seco, los cirujanos de LASIK pueden considerar tu tratamiento antes de LASIK antes que eliminarte como un candidato.

Tu oftalmólogo también puede tratarte por sequedad en los ojos antes de un procedimiento de LASIK como medida de precaución, incluso si tu producción de lágrimas es normal.

Tu cirujano te puede recomendar gotas que te ayuden a crear lágrimas.

Otros remedios comunes del ojo seco son los tapones lagrimales, que bloquean los canales de drenaje lagrimal para aumentar la humedad en el ojo, y medicamentos antiinflamatorios como los corticosteroides administrados como gotas para los ojos.

Prevención de ojos secos después de LASIK

Cuando pidas cita con tu cirujano especialista para la evaluación de la cirugía LASIK, asegúrate de mencionar cualquier síntoma ocular que podrían indicar un problema de ojo seco (o cualquier otro), como por ejemplo, si tienes la sensación de tener un cuerpo extraño en el ojo o irritación. Incluso el lagrimeo excesivo puede indicar que tienes los ojos secos.

Las personas mayores, especialmente aquellas que toman medicamentos como los antidepresivos, tienen un mayor riesgo de sequedad en los ojos después de LASIK.

Los estudios indican que tomar suplementos de omega 3 de ácidos grasos y comer alimentos que contienen este tipo de grasas, como por ejemplo el salmón, puede ayudar a mantener una película lagrimal sana. Beber mucha agua también puede ayudar a mantener tu cuerpo (y tus ojos) hidratado correctamente.

Además, asegúrate de tener una conversación honesta con tu cirujano de LASIK sobre la posibilidad de desarrollar ojo seco después del procedimiento. Pregunta qué medidas concretas se pueden tomar en caso de sequedad en los ojos.

Una vez más, ten en cuenta que muchos de los síntomas del ojo seco después de un procedimiento de cirugía refractiva por lo general son relativamente leves y desaparecen con el tiempo. Sin embargo, algunos pacientes tratados con LASIK han reportado problemas graves y permanentes con los ojos secos.

Mejorar resultados LASIK

¿Cuánto tiempo debo esperar para utilizar maquillaje después de hacerme la cirugía LASIK? Seguramente te habrás hecho esta pregunta si estás pensando en hacerte la cirugía láser ocular. La cirugía LASIK sirve para corregir la visión de uno o ambos ojos de personas que sufren miopía, hipermetropía o astigmatismo. La cirugía está diseñada para reducir o eliminar la necesidad de un paciente de usar lentes de contacto o lentillas. Hay algunas restricciones a las que debe someterse el paciente después de la cirugía, entre ellas el uso de maquillaje durante un tiempo.

Maquillaje después de Lasik

Se recomienda que las mujeres sometidas a procedimientos de LASIK que no usen maquillaje durante 3 días después de la cirugía. Esto incluye el lápiz labial y lociones faciales. Pasados esos 3 días, podrás usar maquillaje, con la excepción de maquillaje de ojos. Los médicos recomiendan que los pacientes de Lasik esperen una semana antes de aplicar maquillaje de ojos.

Debido a que el maquillaje se aplica en la cara, hay una posibilidad de que pueda terminar en el ojo. Esto irritaría los ojos de la misma manera que cuando no nos hemos sometido a una cirugía ocular con el problema de que, en este caso, puede causar infección e incluso daño en el ojo.

Mantente lejos de tu cara

Aunque esta frase pueda resultarte extraña en un principio, enseguida entenderás a que nos referimos. Muchos médicos aconsejan a sus pacientes mantenerse alejados de su propio rostro en los días después de la cirugía Lasik. Esto quiere decir que en general, intentes no tocarte la cara e incluso si puedes, evita usar jabón facial durante el baño o ducha durante un máximo de 3 días después de la cirugía. Ten mucho cuidado con el jabón del cabello, intenta que no entre en los ojos.

Antes de la cirugía

La restricción de maquillaje no está pensada solo para la recuperación postoperatoria. Los médicos recomiendan que no utilice el maquillaje antes de la cirugía, también. De hecho, muchos ponen la prohibición no usar maquillaje en los 3 días anteriores de la cirugía, citando las mismas razones que la aplicación postoperatoria: una lesión, irritación e infección.

Los Dedos

Los médicos advierten de la peligrosidad de acercar los dedos alrededor de los ojos (incluyendo algo tan simple como eliminar una pestaña). Puede ser perjudicial para los ojos durante un máximo de 3 días después de la cirugía. Muchos médicos advierten a sus pacientes que no se toquen el ojo por ningún motivo hasta que lo tengan quirúrgicamente reparado. Es muy probable que el médico te proporciones gotas para los ojos para ayudar con la lubricación de los ojos y la irritación potencial de partículas en el aire.

Pros y Contras

La cirugía LASIK es un procedimiento que utiliza el láser para corregir la visión. La utilizan los médicos en personas con miopía, hipermetropía o astigmatismo. LASIK corrige la visión mediante la remodelación de la córnea y mejorar la manera en la que enfoca tu ojo. Al igual que con cualquier procedimiento quirúrgico, debes hablar con su médico acerca de los riesgos de LASIK y qué esperar durante la recuperación. Mide al detalle las ventajas de la visión corregida con los posibles problemas que puedan ocurrir.

A continuación te detallamos algunos de las características de LASIK para que puedas valorar los pros y contras de utilizar este tipo de cirugía refractiva

El Coste del la cirugía LASIK

El coste de esta cirugía electiva es elevado. Los costes de la cirugía LASIK fluctúan dependiendo de tu ubicación (donde vivas) y el médico al que vayas. En 2009, el coste medio oscilaba entre los 1.000€ y los 2,000€ por ojo pero hoy día puedes encontrar clínicas donde el precio es mucho menor. Se ha reducido a casi la mitad. El coste en 2012 suele oscilar entre los 750€ y los

1.000€ por ojo. Los procedimientos electivos no suelen ser cubiertos por las compañías de seguros. Sin embargo, es posible que obtengas una financiación para el procedimiento. Consulta a tu médico acerca de opciones de pago. Ten en cuenta que el coste total puede aumentar si experimentas cualquier complicación. Por ejemplo, si tienes una infección, necesitarás tratamiento médico adicional.

Eficacia de la cirugía LASIK

Cirugía ocular con láser puede servir para todas esas personas que están cansados de las molestias de usar las lentes de contacto o gafas. El 92% de las personas experimentaron resultados muy cercanos a los deseados cuando se someten a la cirugía LASIK. Sin embargo, algunas personas pueden necesitar una cirugía adicional para lograr llegar a los resultados deseados. Algunas personas también siguen necesitando el uso de gafas tras el procedimiento, aunque su visión sea mejor que antes. Después de la cirugía LASIK, es posible que tu visión tarde de tres a seis meses para estabilizarse.

Riesgos de la cirugía LASIK

Hay muchos riesgos posibles asociados con la cirugía ocular LASIK. Asegúrate de encontrar un médico de renombre con una sólida trayectoria con el que puedas hablar claramente sobre estos riesgos del LASIK. Los posibles riesgos pueden incluir infección, cicatrices en la córnea, una disminución de la sensibilidad al contraste, una severa sequedad ocular, ver halos de luz, picazón, disminución de la visión, sensibilidad a la luz, problemas para ver de noche, manchas de color rojo en el ojo y pérdida de la visión permanente. Algunos pacientes pueden experimentar un problema permanente con la forma de la córnea, lo cual les hace imposible utilizar lentes de contacto.

La cirugía ocular LASIK se aprobó en 1998. Debido a que esta tecnología es relativamente nueva, los posibles riesgos y la eficacia de la cirugía LASIK en una base a largo plazo es desconocida. Es posible que necesites ayudas adicionales a la visión a medida que envejeces, especialmente si eres hipermétrope.

Después de la cirugía LASIK

Recuperarse de este procedimiento puede ser difícil para algunas personas. Tu médico le dará detalles sobre las instrucciones que debes seguir después de la cirugía. Durante dos o cuatro semanas después de la cirugía, tendrás que evitar el maquillaje de ojos, la natación, baños, jacuzzis, deportes de contacto y lociones de todo el área de los ojos. Algunas personas pueden experimentar una sensación de ardor, picazón o malestar. No debes frotarte los ojos. Es probable que tenga visión borrosa el día después del procedimiento. No conduzcas hasta que puedas ver con claridad.

Maquillaje después de LASIK

¿Cuánto tiempo debo esperar para utilizar maquillaje después de hacerme la cirugía LASIK? Seguramente te habrás hecho esta pregunta si estás pensando en hacerte la cirugía láser ocular. La cirugía LASIK sirve para corregir la visión de uno o ambos ojos de personas que sufren miopía, hipermetropía o astigmatismo. La cirugía está diseñada para reducir o eliminar la necesidad de un paciente de usar lentes de contacto o lentillas. Hay algunas restricciones a las que debe someterse el paciente después de la cirugía, entre ellas el uso de maquillaje durante un tiempo.

Maquillaje después de Lasik

Se recomienda que las mujeres sometidas a procedimientos de LASIK que usen maquillaje durante 3 días después de la cirugía. Esto incluye el lápiz labial y lociones faciales. Pasados esos 3 días, podrás usar maquillaje, con la excepción de maquillaje de ojos. Los médicos recomiendan que los pacientes de Lasik esperen una semana antes de aplicar maquillaje de ojos.

Debido a que el maquillaje se aplica en la cara, hay una posibilidad de que pueda terminar en el ojo. Esto irritaría los ojos de la misma manera que cuando no nos hemos sometido a una cirugía ocular con el problema de que, en este caso, puede causar infección e incluso daño en el ojo.

Mantente lejos de tu cara

Aunque esta frase pueda resultarte extraña en un principio, enseguida entenderás a que nos referimos. Muchos médicos aconsejan a sus pacientes mantenerse alejados de su propio rostro en los días después de la cirugía Lasik. Esto quiere decir que en general, intentes no tocarte la cara e incluso si puedes, evita usar jabón facial durante el baño o ducha durante un máximo de 3 días después de la cirugía. Ten mucho cuidado con el jabón del cabello, intenta que no entre en los ojos.

Antes de la cirugía

La restricción de maquillaje no está pensada solo para la recuperación postoperatoria. Los médicos recomiendan que no utilice el maquillaje antes de la cirugía, también. De hecho, muchos ponen la prohibición no usar maquillaje en los 3 días anteriores de la cirugía, citando las mismas razones que la aplicación postoperatoria: una lesión, irritación e infección.

Los Dedos

Los médicos advierten de la peligrosidad de acercar los dedos alrededor de los ojos (incluyendo algo tan simple como eliminar una pestaña). Puede ser perjudicial para los ojos durante un máximo de 3 días después de la cirugía. Muchos médicos advierten a sus pacientes que no se toquen el ojo por ningún motivo hasta que lo tengan quirúrgicamente reparado. Es muy probable que el médico te proporcione gotas para los ojos para ayudar con la lubricación de los ojos y la irritación potencial de partículas en el aire.

¿Puedo hacerme la cirugía LASIK?

LASIK es un tipo muy popular y muy exitoso de la cirugía refractiva. Como el método quirúrgico ha progresado en el tiempo, el procedimiento en sí se ha ampliado para tratar una variedad más amplia de pacientes, pero estos deben cumplir algunos requisitos. Los pacientes deben ser mayores de edad, haber tenido una visión estable durante al menos un año y tener un grosor suficiente de la córnea para someterse a la cirugía. Sin embargo, hay algunos pacientes que no deben someterse a la cirugía LASIK, por diversas razones. El cirujano oftalmólogo evaluará cuidadosamente al paciente durante los exámenes de detección de LASIK para asegurarse de que ninguna de las condiciones están presentes y que la cirugía puede hacerse sin ninguna complicación ni riesgo.

Embarazo y lactancia

El embarazo y la lactancia son contraindicaciones absolutas a la cirugía LASIK, porque la visión a menudo fluctúa en estos tiempos. Sería difícil corregir con precisión el error de refracción durante el embarazo y la lactancia. Además, los medicamentos que deben tomarse después del procedimiento (como antibióticos y gotas anti-inflamatorias) no se recomiendan para mujeres embarazadas o lactantes debido a las preocupaciones acerca de perjudicar al feto. Las mujeres embarazadas a menudo tienen el síntoma de ojo seco que también las elimina como candidatos.

Enfermedades Autoinmunes

Las personas con enfermedades autoinmunes a menudo tienen dificultades para la curación después de una lesión o cirugía. Para estas personas, una cirugía refractiva electiva puede no ser una buena idea porque la córnea no puede sanar adecuadamente. Entre los cirujanos oculares hay diferentes opiniones acerca de diferentes enfermedades que son descalificaciones absolutas para la cirugía LASIK. Las enfermedades que entran en esta categoría incluyen la diabetes tipo 1, el VIH y la artritis reumatoide.

Enfermedades vasculares de colágeno

Los pacientes con enfermedades vasculares del colágeno tales como el síndrome de Sjögren, lupus eritematoso sistémico y la esclerodermia están por lo general descalificados para la cirugía LASIK. Aunque la razón científica para la mala evolución de estos pacientes tras la cirugía LASIK no se entienda completamente, la presencia del síntoma de ojo seco en muchos pacientes con enfermedades vasculares del colágeno puede jugar un gran papel. Además, estos pacientes pueden ser más susceptibles a la curación corneal pobre e incluso pueden desarrollar lo que se conoce como fusión de córnea. Sin embargo, algunos cirujanos realizan la cirugía en pacientes cuya condición está bien controlada.

Condiciones de la córnea

Varios temas relacionados con la córnea pueden eliminar las posibilidad de una persona de someterse a la cirugía LASIK. El queratocono es una enfermedad por la que la córnea se adelgaza y toma una forma anormal. Esta enfermedad es una contraindicación debido a que la cirugía LASIK también elimina el tejido de la córnea y puede empeorar la enfermedad. A veces es todo un reto para los cirujanos oftalmólogos cuando un paciente tiene una córnea delgada debido a que el profesional tiene que tomar la decisión acerca de si LASIK es apropiado o no. Los pacientes con exceso de cicatrices de la córnea no deben someterse a la cirugía LASIK, los pacientes con ojo seco a menudo quedan excluidos de la cirugía porque tiende a empeorar después de LASIK.

Ciertos Medicamentos

Algunos medicamentos pueden crear dificultades con la curación o la sequedad de los ojos, y tomar uno de estos medicamentos podría evitar que un paciente sea sometido a la cirugía LASIK. Los medicamentos con esteroides o inmunosupresores pueden afectar la cicatrización de heridas, lo que podría causar problemas después de la cirugía LASIK. Accutane por ejemplo, causa sequedad en el ojo. Los pacientes no deben tomar este medicamento durante los seis meses anteriores a someterse a LASIK.

Enfermedades de los ojos

Varias enfermedades sistémicas se han observado como contraindicaciones para la cirugía LASIK. Las condiciones de la córnea como el síndrome de ojo seco son condiciones de los ojos que impiden la cirugía LASIK, sin embargo, hay otras condiciones, incluyendo cataratas, infecciones oculares (conjuntivitis) y glaucoma no controlado, que excluirán al paciente del procedimiento de LASIK. Si se ha tenido herpes ocular en un fecha anterior a un año este hecho eliminaría al paciente de la consideración. Una vez pasado el año, el paciente puede considerar hacerse la cirugía.

Repetición de la cirugía LASIK

La cirugía láser ocular LASIK (láser in situ queratomileusis) se utiliza para reducir la miopía, la hipermetropía y el astigmatismo en los pacientes de forma permanente, mediante la realización de un cambio en la forma de la córnea. La córnea es el delicado tejido que recubre el ojo. Mientras que el éxito del procedimiento de LASIK es muy alto para las personas que se hacen por primera vez la cirugía, un pequeño porcentaje de personas experimentan efectos secundarios adversos en los tres meses después de la operación, pero ¿Cuántas veces puede repetirse la cirugía LASIK si los resultados no son los esperados?

Después de la primera cirugía

Las principales quejas de los pacientes que se someten a un procedimiento de LASIK con la sobrecorrección o subcorrección. Es decir que se corrija de más o de menos el defecto de visión. Todas las personas tienen diferentes peculiaridades a sus ojos. Tu cirujano oftalmólogo determinará si la cirugía, dado el estado actual de tu ojo y la cantidad de tejido corneal disponible, será beneficiosa para ti. Todos los pacientes pierden la claridad para ver las cosas de cerca alrededor de los 40 años. Esto no te hace candidato para repetir la cirugía, ya que este es un proceso normal del envejecimiento que el LASIK no puede remediar.

Después de la segunda cirugía

Un pequeño trozo de la córnea se quita cada vez que se lleva a cabo el procedimiento de LASIK. El LASIK podría, en teoría, repetirse una y otra vez, siempre y cuando sus córneas no sean demasiado delgadas, sin embargo, los riesgos aumentan considerablemente después de la segunda operación para corregir el problema. LASIK se asocia con los siguientes riesgos posibles: la pérdida del ojo, la pérdida de la córnea, las infecciones, la sobrecorrección, halos y reflejos, colgajo corneal desplazado y la regresión de la visión. Mientras que las infecciones en el ojo pueden curarse por sí mismas, si sometemos al ojo a episodios múltiples de cirugía, es posible que la pérdida de la córnea sea mucho más problemática. Tu oftalmólogo hará un seguimiento de los tratamientos LASIK y otros procedimientos refractivos para corregir los problemas existentes, basándose en las características específicas de tu ojos. Será él quien indique si puedes someterte a una segunda operación o una tercera si fuese necesario.

Riesgos del LASIK

La **cirugía Lasik** se realiza en personas que tienen miopía, hipermetropía o astigmatismo, con el fin de corregir la visión. Este tipo de cirugía se centra en la córnea, que es la zona transparente delante del ojo que permite que pase la luz. El LASIK es un tipo de cirugía que se realiza con un láser que se utiliza para remodelar la córnea sin afectar a ninguna de las otras células que están alrededor de la córnea. Una de las razones por las que se desarrolló la cirugía Lasik es gracias a los avances de la queratectomía fotorrefractiva, otro tipo de cirugía láser que se utiliza para corregir la visión mediante la remodelación de la córnea. Una córnea remodelada puede dar comezón y ser dolorosa durante el proceso de curación.

La diferencia entre la cirugía LASIK y la queratectomía fotorrefractiva es que la cirugía LASIK crea un colgajo pequeño que separa del ojo antes de corregir la córnea. Una vez que la córnea se ha remodelado, el colgajo se vuelve a poner sobre la córnea. Esto evita el picor y el dolor que se vivió en el pasado después de la cirugía queratectomía fotorrefractiva.

Entre los problemas que pueden darse con la cirugía láser encontramos:

Infecciones con LASIK

La cirugía ocular LASIK puede ser comparada con otros procedimientos de cirugía en el sentido de que siempre hay una posibilidad de infección. Algunas de las complicaciones de infección incluyen la inflamación y la hinchazón de la zona. Si se desarrolla una infección, el oftalmólogo te proporcionará un tratamiento agresivo con gotas antibióticas para evitar la pérdida temporal o permanente de la visión. Si la infección es grave, puede ser necesario que el cirujano realice una segunda cirugía de corrección LASIK para corregir los efectos de la cicatrización del tejido.

Visión Doble

En algunos casos, cuando alguien se somete a la cirugía ocular LASIK, después de ésta tendrá la visión doble. En la mayoría de los casos se desvanece la visión doble después de un par de semanas. Hay casos (aunque raros) en los que la visión doble se queda de manera permanente. Esto es algo a considerar con cuidado antes de someterse a una cirugía LASIK.

Pérdida de la visión completa

La pérdida de la visión completa con la cirugía Lasik se produce cuando el cirujano no tiene experiencia suficiente para saber que la córnea es demasiado delgada para la cirugía LASIK y hace la cirugía de todos modos. En este caso, la córnea se daña tan gravemente que se pierde la visión en ese ojo. Esto es muy raro que ocurra ya que la cirugía LASIK lleva haciéndose ya unos años y los profesionales saben exactamente lo que deben hacer. El cirujano o su personal verá que la córnea es demasiado delgada cuando hacen el examen de la vista inicial y se negarán a realizar la cirugía por lo que, perder la visión durante esta operación es prácticamente imposible.

Ojo Seco

Tener los ojos secos debido a la cirugía ocular LASIK se debe a que la operación reduce la cantidad de lubricación normal del ojo. El ojo seco puede causar dolor, enrojecimiento y picazón. En casos de menor importancia, el ojo seco se puede aliviar con gotas para los ojos y otros medicamentos oculares tópicos. Es común que el paciente sienta el ojo seco después de la cirugía pero por lo general esta sensación suele desaparecen al poco tiempo.

El astigmatismo irregular

El astigmatismo irregular se da cuando la córnea tiene una superficie menor. Puede ocurrir de forma natural. Sin embargo, también puede ocurrir cuando la corrección láser no está centrada correctamente en el ojo. Los síntomas, cuando se produce esta condición de la cirugía LASIK pueden incluir visión doble y las imágenes fantasma.

La queratitis lamelar difusa

Esta condición, cuando es causada por la cirugía LASIK, tiene el apodo de *arenas del Sahara*. Sucede cuando hay una inflamación por debajo de la solapa que se corta antes de la cirugía ocular LASIK. A pesar de que es normal una cierta cantidad de inflamación de la córnea después de la cirugía ocular LASIK, si es grave y no se trata, puede impedir la curación y es posible que se pierda la visión.

El queratocono o ectasia

Esta condición ocurre cuando, durante la cirugía LASIK, el colgajo se corta demasiado profundo y se coge demasiado tejido de la córnea. Esto hace que la superficie del ojo se abulte. Cuando esto sucede, la visión se distorsiona de forma permanente. Las únicas formas de corregirlo son las lentes de contacto permeables al gas o los implantes corneales. Ambas soluciones sujetan la córnea en su lugar.

Halos

Después de la cirugía LASIK, a veces se observan halos en la noche y en otras situaciones con oscuridad. El procedimiento estándar de cirugía LASIK trata una zona de 7 mm de diámetro sobre la córnea. Algunos pacientes de LASIK dilatan más allá del límite de 7 mm en condiciones de oscuridad. Si las pupilas se dilatan más allá de la zona tratada con LASIK, la luz que entre posiblemente se vea distorsionada por la zona exterior a la zona tratada. El resultado es un efecto de halo o visión borrosa que puede ser perjudicial para la visión nocturna y especialmente peligroso para los que conducen por la noche.

Otras cirugías oculares

Existen muchos tipos de cirugías láser oculares. Cada vez son más comunes este tipo de procedimientos ya que la medicina está avanzando tanto que se han convertido en una solución relativamente sencilla, rápida y funcional para los problemas de visión. Desde que en 1991 se comenzara a utilizar este tipo de procedimientos, se ha avanzado tanto que hoy en día existen multitud de cirugías oculares con láser. Gracias a estos avances, la vida de muchas personas a mejorado considerablemente.

Hasta hace solo unos años, la única manera de corregir la visión era a través de una solución temporal: las gafas o las lentillas. Hoy en día, existen cirugías láser para prácticamente todos los tipo de errores de refracción y algún que otro fallo visual.

Entre las cirugías láser que se pueden practicar encontramos:

Cirugía láser para presbicia

La presbicia también es conocida como *vista cansada* y es un defecto que hace que disminuya la capacidad de enfocar del ojo. Actualmente, y aunque todavía no es muy común, este tipo de defectos puede corregirse gracias a la cirugía láser.

Cirugía láser para hipermetropía

La hipermetropía es el error de refracción más común del mundo. Consiste en el enfoque de la luz a través de un punto situado por detrás de la retina en lugar de en la misma retina, como sería lo normal. Este error de refracción puede corregirse de manera sencilla a través de la cirugía láser.

Cirugía láser para miopía

La miopía es otro error de refracción muy común. Su causa es la contraria a la de la hipermetropía. Consiste en el enfoque de la luz en un punto anterior a la retina en lugar de en esta misma. La corrección de la miopía a través de la cirugía láser es uno de los procedimientos más comunes y en los que los pacientes salen más contentos con los resultados.

Cirugía láser para astigmatismo

El astigmatismo es un problema de visión provocado por un error en la curvatura de la córnea. Este error supone la imposibilidad de enfocar de manera clara los objetos de cerca. La disminución de los riesgos en la cirugía láser como el LASIK ha hecho que se haga muy popular su tratamiento definitivo.

Cirugía láser para cataratas

Una catarata ocular en la opacificación del cristalino del ojo, ya sea de manera total o parcial. Este defecto hace que el paciente vea borroso. Puede corregirse con cirugía láser desde hace ya varios años.

Cirugía láser para glaucoma

El glaucoma es un problema ocular que causa el bloqueo del drenaje del líquido del ojo. La cirugía láser solo sirve para algunos tipos de glaucoma, no para todos. Si padeces esta enfermedad, es necesario que te pongas en contacto con tu médico para averiguar qué tipo de tratamiento es más conveniente para tu situación.

<u>PRK</u>

El PRK es una cirugía láser ocular que nació a principio de los años 80. Se la conoce como queratectomía fotorrefractiva. Actualmente ya casi no se utiliza porque se ha comenzado a utilizar LASIK de manera más amplia ya que es mucho más sencillo, indoloro y rápido.

<u>LASEK</u>

La cirugía LASEK, también conocida como queratomileusis subepitelial asistida por láser, trata la miopía, la hipermetropía y el astigmatismo para corregir los errores de refracción. Este tipo de cirugía no puede aplicarse a todo el mundo, deben cumplir una serie de requisitos como tener suficiente ancho de córnea y menos de 10 dioptrías.

Cirugía láser para astigmatismo

El astigmatismo es un defecto de la visión que, debido a una curvatura errónea de la córnea, hace que se ven borrosos algunos puntos, ya estén cerca o lejos. Dependiendo del grado de astigmatismo que tengas, es posible que la cirugía LASIK sea la más adecuada para ti. Por lo general a no ser que sean casos muy específicos, los errores de refracción como es el caso del astigmatismo, se corrigen con la cirugía láser LASIK. La posibilidad de eliminar con totalidad gafas o lentes de contacto gracias a esta cirugía pueden depender de la edad del paciente y de su graduación (si ha cambiado en el último año). Las personas con ciertos tipos de enfermedades, como la diabetes, el VIH o herpes ocular no pueden ser candidatos para la cirugía LASIK para astigmatismo.

Instrucciones de la cirugía láser de Astigmatismo

Lo principal es que antes de hacer nada, te pongas en contacto con tu médico especialista (oftalmólogo) para que te haga el diagnóstico. Él se encargará de averiguar qué tienes, qué graduación y sobre todo la manera de corregirlo. Antes de realizar la cirugía el cirujano hace un examen exhaustivo de tus córneas. Si realmente tienes astigmatismo, la luz que entra a través de la córnea no se refracta correctamente como en una persona con visión normal, y el resultado de esto es que verás las imágenes borrosas. Es posible que esto te haga entrecerrar los ojos o girar la cabeza para intentar de manera casi inconsciente que la luz pase a tus ojos de una manera más concentrada.

No tengas miedo. Aprovéchate de la cirugía ocular LASIK para corregir tu astigmatismo. Más del 90% de los pacientes que se han sometido a la cirugía ha tenido un resultado positivo. Prácticamente no se dan problemas, no obstante, siempre es interesante que conozcas los <u>riesgos de la cirugía láser ocular</u>. Reserva una consulta con tu cirujano ocular de confianza para que te explique el procedimiento a fondo y para ver si realmente estás interesando en someterte a la cirugía.

Corregir el astigmatismo con cirugía

Corrige el astigmatismo con LASIK. El procedimiento básicamente consiste en cortar una solapa y corregir la forma de la córnea con el láser. Todo el procedimiento dura aproximadamente 15 minutos y no es necesario el ingreso hospitalario. La mayoría de las personas dicen que la operación es indolora y que su visión muestra una mejora el mismo día de la cirugía.

Precio de una cirugía láser para corregir el astigmatismo

Calcula el coste de una cirugía ocular LASIK para el astigmatismo. De media esta cirugía cuesta 1.000€ por ojo pero obtendrás más información si consultas a tu médico o si lees nuestro artículo sobre el precio del LASIK

Cirugía láser de cataratas

Una catarata es una opacidad de la lente natural del ojo. No se puede prevenir. Aproximadamente un tercio de las personas en el mundo que desarrollan cataratas se someten a la **cirugía de cataratas**. Si bien ha habido mejoras continuas en la cirugía de cataratas en los últimos años, la tecnología láser es considerada por muchos oftalmólogos como un gran paso adelante.

Reemplazo de la lente mediante láser

La tecnología láser puede utilizarse para sustitución de las lentes, a veces llamado intercambio de lente refractiva o una **lensectomía**. Este procedimiento es para aquellos que tienen unas dioptrías muy altas de miopía o hipermetropía (más allá de lo que pueden ser tratados con LASIK) y a menudo por las personas de más de 45 años. La lente natural del ojo se sustituye con una nueva lente. Y ahora con el láser de cirugía de cataratas, se puede hacer con una reproducibilidad inigualable.

El futuro de la cirugía láser de cataratas

¿Todas las cirugías de reemplazo de la lente para los casos de cataratas se realizarán con tecnología láser dentro de un tiempo? Los cirujanos de todo el mundo que han utilizado esta tecnología creen que sí. Admiten que, a pesar de que hemos estado llevando a cabo la cirugía manual desde hace muchos años, la tecnología de cirugía láser de cataratas ofrece niveles sin precedentes de confianza.

¿Puedo realizarme una operación de cirugía láser de cataratas?

La cirugía láser de catarata no es para todos pero es posible que lo sea en un futuro próximo. Tendrás que consultar con tu oftalmólogo para averiguar si tu caso permite este tipo de cirugía. Es sólo un poco más cara que la cirugía tradicional.

Cirugía láser de glaucoma

A pesar de que el glaucoma de ángulo abierto no se puede curar, la enfermedad generalmente se puede controlar con tratamiento. Los tratamientos pueden salvar la visión restante aunque no pueden mejorar la vista que ya han perdido por causa del glaucoma. Los tratamientos más comunes son la medicación, el tratamiento con láser y la cirugía.

Gotas para los ojos

Para la mayoría de la gente, el uso regular de gotas para los ojos para tratar el glaucoma puede ayudar a controlar la presión intraocular elevada (PIO) y ralentizar la progresión de la enfermedad. A veces este tratamiento puede perder efectividad con el tiempo, o causar efectos secundarios.

Las gotas pueden picar o causar enrojecimiento de los ojos, pero no debes dejar el tratamiento sin consultar a tu especialista de la vista en antes. No puedes dejar de utilizar las gotas sin consultar al oftalmólogo porque tú no puedes sentir la presión del ojo, como tal y por tanto, no serás consciente del daño que le estás haciendo a tus ojos. Dejar de utilizar las gotas puede provocar una pérdida irreversible de visión. En otras palabras, si dejas de usar las gotas para los ojos podrás sentirte más cómodo a pesar de que tu visión esté siendo dañada.

Desarrolla una rutina, para asegurarte de que no descuidas su tratamiento diario.

Cirugía Láser para el glaucoma

La cirugía con láser es otro tratamiento para el glaucoma. La trabeculoplastia láser de argón (ALT) y la trabeculoplastia selectiva con láser (SLT) son las técnicas de láser utilizadas para tratar el **glaucoma de ángulo abierto**. Este tratamiento con láser se lleva a cabo en una clínica especializada y no requiere ingreso hospitalario. Es un procedimiento indoloro en el cual se utilizan gotas anestésicas para adormecer el ojo, y por lo tanto hay poca o ninguna molestia.

Durante la cirugía láser, un haz de luz fuerte se centra en la parte del ojo en la que debe drenarse el líquido. El láser estimula las células que regulan la presión ocular para bombear más rápido, reduciendo la presión del ojo. Con el tiempo, la eficacia del procedimiento puede desaparecer, haciendo necesario repetir el tratamiento con láser, o en algunos casos la suplementación con gotas para los ojos después del tratamiento con láser.

Cirugía de filtración para Glaucoma

Si tu estado sigue avanzando, tu oftalmólogo puede recomendarte un tercer tratamiento. Es la cirugía de filtración para glaucoma. La cirugía se utiliza para crear un nuevo pasaje en el ojo que permite que el líquido de la obstrucción se drene fuera del ojo.

La cirugía de filtración para Glaucoma se realiza generalmente bajo anestesia local, no es una operación muy arriesgada por lo que no es necesario pasar la noche en la clínica. Es generalmente un procedimiento ambulatorio realizado en las clínicas de cirugía ambulatoria.

Cirugía láser de hipermetropía

La hipermetropía es una condición por la cual los rayos de luz que inciden sobre el ojo se enfocan por detrás de la retina. Lo normal sería enfocar la luz en la misma retina. La consecuencia de este pequeño defecto es que las imágenes se vuelven borrosas y por lo tanto, disminuye la agudeza visual. La hipermetropía se mide en dioptrías positivas. Cuanto más lejos está el número de cero, más extrema es la visión de futuro.

Corrección de la Hipermetropía

La miopía, la hipermetropía y el astigmatismo se pueden tratar con éxito hoy en día con LASIK hasta ciertos parámetros aprobados, dependiendo del láser y la habilidad del cirujano que realiza el procedimiento. Por ejemplo, las personas que llevan gafas solo para la lectura no son buenos candidatos. Además de los requisitos visuales y médicos, la cirugía refractiva con láser se puede hacer en un paciente con hasta 14 dioptrías de miopía, y con hasta 5 dioptrías de astigmatismo. Los mejores candidatos suelen ser personas que no están satisfechos con sus lentillas o gafas y están motivados para hacer un cambio por razones de trabajo o estilo de vida. Sin embargo, sólo un oculista que esté especialmente capacitado puede evaluar si un paciente es médicamente adecuado para la corrección visual con láser.

¿Importa la edad?

En el pasado, la cirugía ocular con láser era solo para aquellas personas menores de 40 años. Esto ya no es así. Cada vez más pacientes mayores de 40-50 e incluso algunos de más de 60 han tenido una exitosa cirugía ocular con láser. Los pacientes deben tener al menos 18 años de edad para el tratamiento de la miopía leve. Los pacientes menores de 18 años no han terminado de desarrollarse y es por eso que debe esperar hasta que tengan al menos 18 años de edad. Si el mayor grado de miopía o astigmatismo es muy alto, probablemente deberás esperar hasta que cumplas 21 años. Esto es algo que tendrás que discutir con tu oftalmólogo

¿Cuáles son mis opciones?

Una persona con hipermetropía tiene varias opciones disponibles para mejorar su visión actual. Es probable que haya optado por llevar gafas y o lentes de contacto hasta hoy pero la cirugía con láser para la corrección de la visión es otra opción más que interesante. La hipermetropía ha demostrado ser más difícil de tratar quirúrgicamente en comparación con la miopía pero sin duda es una opción que no debes descartar sin consultar antes con tu médico especialista.

Las ventajas de LASIK hipermetrópico

Prácticamente no hay formación de cicatrices con la cirugía LASIK. La ausencia de cicatrización de la herida, en comparación con la ablación de superficie por láser excimer PRK, es la principal ventaja de este procedimiento de LASIK, especialmente para los pacientes altamente hipermétropes. El uso de gotas para los ojos por lo general se puede interrumpir después de una semana de haber realizado la cirugía. La estabilidad se produce rápidamente, por lo general tarda de uno a tres meses. La recuperación de la visión es muy rápida. Existe muy poco dolor postoperatorio, en la mayoría de los casos. Los pacientes de LASIK son considerados como los que con mayor comodidad pasan el postopertatorio después de una cirugía refractiva.

Cirugía láser de miopía

El uso de la tecnología láser en el campo de la medicina se ha convertido en la solución para el tratamiento de una gran cantidad de condiciones y ha causado un tremendo impacto en el cuidado de la visión y de los ojos. El tratamiento con láser ha permitido que muchos pacientes vuelvan a tener la visión correcta, de modo que aquellos que han tenido que usar lentes de contacto o gafas ya no los necesitarán. Las personas con miopía pueden someterse a un tratamiento con láser para restaurar la visión al 100%.

Miopía

La miopía es el término técnico para la visión corta y, según John Andrews en su artículo *Short-sightedness and Laser Eye Surgery* en *eHealthArticles*, más del 30% de la población sufre de esta condición. Las personas miopes ven los objetos distantes borrosos. Esto se debe a la relación de los rayos de luz con la retina del ojo. En los ojos *normales*, la luz se enfoca en la retina, mientras que para un ojo miope, la luz se enfoca delante de la retina, esto hace que se difuminen los objetos distantes. Este tipo de problema de visión por lo general comienza en la adolescencia y puede empeorar con el tiempo en la edad adulta temprana, después de lo cual se estabiliza.

Corregir la miopía

Para corregir la miopía, el tratamiento se centra en el ajuste de la forma en la que la luz se enfoca en la retina. Las gafas y lentes de contacto utilizan lentes cóncavas que permiten doblar los rayos de luz ligeramente hacia el exterior para que caigan correctamente en la retina. La cirugía con láser se ajusta a la córnea para crear este mismo efecto, aplanamiento la córnea para que los rayos de luz se puedan enfocar más hacia atrás en el ojo, donde se centra la visión.

Tratamiento láser para la miopía

La córnea es la ventana transparente de la parte frontal del ojo que da al ojo la mayoría de su potencia total de enfoque. Por lo tanto, cambiando la forma de la córnea, se transforma el poder de enfoque del ojo. El tratamiento de la miopía con láser consiste en la corrección con láser de la córnea aplanándola mediante la eliminación de los tejidos. La cantidad requerida de extracción de tejido se determina por una serie de pruebas que realizará el médico especialista. El procedimiento generalmente es indoloro y la curación es instantánea.

Tipos de tratamiento ocular con láser para miopía

LASIK, el acrónimo de *Laser in-situ keratomileusis*, es el tipo más popular de tratamiento ocular con láser. Según Ed Ewing en su artículos para *The Guardian* titulado *Consumer test: Laser eye surgery*, más del 85% de los pacientes con problemas de visión que se someten a un tratamiento láser en Europa y los EE.UU. se someten a este tipo de tratamiento. LASIK utiliza un láser frío para transformar la córnea. LASEK, la abreviatura de *laser epithelial keratomileusis*, es un procedimiento similar para las personas con defectos de visión en los ojos que no son aptos para el tratamiento de LASIK. Este tipo de **cirugía láser** tiene un tiempo de recuperación más largo, aunque sigue siendo sólo unos pocos días.

Eficacia de la cirugía láser para miopía

El tratamiento con láser para la miopía es muy eficaz y funciona para la mayoría de las personas. Un estudio de 2005 en el Reino Unido que se realizó en más de 300.000 ojos tratados con cirugía láser demostró que el 90% de los pacientes terminaron con una visión perfecta o casi perfecta después del tratamiento. Dado que ha habido muchos avances en la tecnología láser que se utiliza para el tratamiento de los ojos desde el año 2005, este porcentaje es muy probable que haya aumentado. Los malos resultados del tratamiento ocular con láser son poco comunes.

Coste de la operación con cirugía láser para miopía

El precio del tratamiento con láser varía. La variación de costos depende del tamaño del problema de la visión. En un informe de DocShop.com en 2008 sobre la cirugía ocular LASIK muestra un detallado desglose del coste de LASIK. Este depende de la ubicación geográfica, honorarios del cirujano, los medicamentos utilizados, así como las evaluaciones pre y post-tratamiento. El tipo de tecnología utilizada afecta a los costes también. En general, la cirugía láser con LASIK cuesta sobre los 750€ - 1.000€ por ojo.

Cirugía láser de presbicia

Incluso las personas que se han sometido a una cirugía láser ocular con anterioridad como LASIK o PRK son susceptibles de desarrollar en el futuro presbicia (también conocido como vista cansada). La mayorías de las personas desarrollan esta condición entre los 40 y los 50 años. La presbicia es la incapacidad del ojo para enfocar a cualquier distancia, por lo general, se empieza a notar con lectura, cuando la letra pequeña comienza a desdibujarse.

Algunos oftalmólogos están en desacuerdo sobre lo que causa la presbicia. La mayoría cree que la rigidez del cristalino del ojo contribuye a la enfermedad. Otras teorías sugieren que la presbicia también podría estar relacionada con el crecimiento continuo de la lente o la atrofia de los músculos que controlan la lente. En el pasado, el remedio habitual era usar gafas de lectura o lentes especiales multifocales (bifocales o progresivos) para la presbicia. Pero ahora los recursos quirúrgicos para la presbicia también están disponibles para los candidatos calificados.

Una de las primeras opciones efectivas quirúrgicas para corrección de la presbicia se conoce como *monovisión* y se hace mediante el procedimiento LASIK. Sin embargo, otros procedimientos quirúrgicos tales como la **queratoplastia conductiva**, también han sido aprobados y proporciona a los cirujanos oculares opciones adicionales para la corrección de este problema de visión tan común.

La producción de monovisión es una forma de cuidado de los ojos en relación a la presbicia. Normalmente, los dos ojos trabajan juntos por igual cuando se mira a un objeto, para producir lo que se llama visión binocular. Sin embargo, las personas con presbicia es probable que tengan un ojo dominante que el cerebro tiende a favorecer (la mayoría de las personas diestras son dominantes del ojo derecho, por ejemplo).

En el caso de la presbicia, se aprovecha esta condición de ojo dominante para producir lo que se llama como *monovisión*. Consiste en la utilización de una lente para la visión de lejos (el ojo dominante) y el otra para la visión de cerca. En gran medida, la visión binocular se conserva en la monovisión, por lo que se tiene la percepción de la profundidad adecuada para la conducción, por ejemplo. Sin embargo, un ojo ve más claramente en la distancia, y el otro ojo ve mejor de cerca.

Algunos cirujanos de LASIK intentan producir la monovisión en sus pacientes con presbicia para que estos pacientes pueden ver de cerca sin gafas. Otros cirujanos están preocupados por la técnica, ya que no todo el mundo puede acostumbrarse a la monovisión.

LASEK

Seguramente hayas escuchado hablar indistintamente de la cirugía LASEK y LASIK pero no habías notado que efectivamente, no se trata de un error sino de dos procedimientos distintos. Por un lado está **LASIK**, *laser-assisted in situ keratomileusis* y otro, **LASEK**, *Laser in situ epithélial Kératomileusis*, un procedimiento algo más nuevo.

¿Qué es LASIK?

La cirugía LASIK es la más tradicional de las dos. Consiste en la utilización de la luz ultravioleta para dar forma a la córnea. Corrige los errores de refracción típicos como la miopía, hipermetropía y astigmatismo.

¿Qué es LASEK?

La cirugía LASEK es una variante de LASIK. Consiste en la realización de un fino corte del epitelio (es la parte que recubre la córnea) para su posterior humectación en una solución especial diluida de alcohol. Después de esto, se realizar el tratamiento láser directamente sobre la córnea.

¿Eres candidato para LASEK?

Las personas que tienen una córnea demasiado delgada no son candidatos para la cirugía LASIK, no obstante sí pueden someterse a la cirugía LASEK. Antes de poder hacerte este tipo de cirugía tu oftalmólogo deberá valorar tu situación para descartar posible problemas de salud que puedan complicar la cirugía.

Riesgos de LASEK

Ninguna cirugía está exenta de riesgos. La cirugía LASEK tiene prácticamente los mismos riesgos de LASIK. Entre ellos destaca sobre todo el síndrome de ojo seco. Por lo general estos tipos de cirugía no suelen presentar problemas postoperatorios y la mayoría de los pacientes que se someten a ella acaban plenamente satisfechos.

Más datos sobre LASEK

- **Postoperatorio LASEK:** Pocas complicaciones postoperatorias.

- Poco riesgo de fracaso.

- **Técnica LASEK:** No hay incisión en la córnea.

- No se debilita la córnea.

- Fácil de realizar.

- Aprendizaje del cirujano más fácil.

- Se puede realizar varias veces.

Cirugía LASEK personalizada

Como cada ojo es distinto, la cirugía ocular LASEK puede personalizarse. Este procedimiento permite la adaptación microscópica del procedimiento a los ojos.

¿Cómo funciona la cirugía LASEK personalizada?

- Aplicación del láser a la superficie plana del ojo.

- Esta superficie plana se modifica debido a las irregularidades de la córnea

- El ordenador analiza los cambios y crea una imagen topográfica.

- La imagen topográfica guía el láser LASEK que hace las correcciones.

Esta tecnología permite realizar la cirugía ocular con láser más fiable y precisa que nunca.

Precio LASEK

El coste de operación con LASEK suele ser entre 1500 y 2000 euros ambos ojos. Aproximadamente el mismo precio que una operación con LASIK.

PRK

Si tu visión se ve afectada por errores de refracción tales como la miopía, la hipermetropía o el astigmatismo, probablemente estés interesado en saber cómo se puede corregir tu visión de forma permanente.

Los procedimientos láser de corrección de la visión como la PRK (Photorefractive keratectomy - Queratectomía fotorrefractiva) y el LASIK se han llevado a cabo en millones de pacientes en todo el mundo y se considera un método totalmente seguro y eficaz por la **FDA** (¿Qué es la FDA? Food and Drug Administration - Agencia de Drogas y Alimentos). Sin embargo, no todos los pacientes son buenos candidatos para la cirugía refractiva.

Beneficios PRK.

La cirugía de PRK es un tipo de cirugía láser ocular que permite a los cirujanos remodelar la córnea y corregir en forma permanente la visión de los miopes, hipermétropes y personas con astigmatismo. Los beneficios del procedimiento con láser PRK en la corrección de la visión son:

- Excelentes resultados

- Alta tasa de éxito

- PRK se puede realizar de forma ambulatoria y requiere poco tiempo de recuperación.

- Los pacientes de PRK son capaces de volver a trabajar al día siguiente después de su procedimiento.

- Con PRK, sólo se necesita un minuto para corregir la visión de un paciente de por vida.

- Debido a que la PRK no implica la creación de un colgajo de la córnea, este procedimiento es mejor para los pacientes con córneas delgadas o dañadas. Con PRK, no hay riesgos de complicaciones o infección del colgajo.

- PRK ofrece a los pacientes la visión natural clara. Ya no serán necesarias gafas ni lentillas.

- Con la visión natural casi perfecta, los pacientes recuperan la confianza en sí mismos

- PRK es más fácil de realizar que el LASIK.

¿Quien es candidato para PRK?

La única manera de estar seguros de que eres el candidato ideal para la cirugía ocular PRK es visitar a un oftalmólogo y realizarte un examen de la vista. Los pacientes que no son buenos candidatos para LASIK suelen ser buenos candidatos para la cirugía PRK. Sin embargo, hay algunos requisitos generales:

- Los candidatos deben tener al menos 18 años de edad.

- Su visión debe ser estable durante al menos un año antes de la cirugía.

- No debe tener alteraciones de la córnea o del ojo externo.

- Debe entender los riesgos asociados con la cirugía de PRK y tener expectativas realistas sobre el resultado.

- Los candidatas no deben estar embarazadas o amamantando en el momento de la cirugía.

Examen de candidatura PRK

Con el fin de determinar si eres es un buen candidato para la cirugía de PRK de corrección de la visión, el cirujano llevará a cabo varios exámenes de los ojos para poner a prueba el grosor de tu córnea, medir tus errores de refracción, y comprobar otros problemas de visión que podrían impedir que seas un candidato adecuado para tratamiento.

Problemas de la córnea

Los pacientes que tienen córneas delgadas u otros problemas de la córnea por lo general no pueden someterse a la cirugía LASIK debido al mayor riesgo de que el paciente desarrolle complicaciones con el colgajo. Sin embargo, los pacientes que no son buenos candidatos para LASIK pueden ser candidatos apropiados para la cirugía ocular con láser PRK.

Los pacientes sometidos a cualquier tipo de procedimiento refractivo, incluyendo la PRK y el LASIK, deben ser conscientes de que la córnea se hace aún más delgada durante la cirugía. Los expertos creen que la córnea ideal no debe ser inferior a 250 micras de espesor. Cuanto más gruesas sean las córneas mejores son, ya que la función de la córnea es proteger el ojo.

Durante el LASIK, el colgajo creado en la córnea puede ser tan grueso como 160 micras. Para los pacientes con córneas delgadas, esto puede poner en peligro la integridad de la córnea. PRK es un láser alternativo para la corrección de la visión de los pacientes con córneas delgadas. Durante el procedimiento de la ablación con láser solo afecta a la misma superficie de la córnea. Durante la PRK, la estructura de la córnea es alterada en menor grado que con la cirugía LASIK, lo que es especialmente importante para pacientes con córnea delgada debido a que el procedimiento permite al médico para dejar intacta la córnea para proteger el ojo de cualquier trauma en el futuro.

Si tienes una córnea delgada y decides someterte a un procedimiento de cirugía ocular con láser como PRK, tu córnea se examinará a fondo antes del procedimiento para determinar si es delgada o ha sufrido algún daño. Si el ojo está enfermo, lesionado o deformado, PRK o cualquier otro procedimiento refractivo no será aconsejable.

Pacientes de alto riesgo para PRK

Dado que sólo la superficie de la córnea se ve afectada durante la PRK, para los pacientes con una córnea delgada, éste es el procedimiento preferido. PRK también es preferible para los pacientes con determinadas distrofias corneales o cicatrices, o una condición llamada *erosión corneal recurrente*.

¿Cuánto cuesta una operación de cirugía láser PRK?

El precio puede variar dependiendo de la clínica a que acudas, aproximadamente puede costar entre 1700 y 2800 euros por ambos ojos.